V&R

EDITION **Leid**faden

Hrsg. von Monika Müller, Petra Rechenberg,
Katharina Kautzsch, Michael Clausing

Die Buchreihe »Edition Leidfaden – Begleiten bei Krisen, Leid, Trauer« bietet Grundlagen zu wichtigen Einzelthemen und Fragestellungen für Tätige in der Begleitung, Beratung und Therapie von Menschen in Krisen, Leid und Trauer. Die Edition ist hervorgegangen aus dem Programmschwerpunkt »Trauerbegleitung« bei Vandenhoeck & Ruprecht, in dessen Zentrum seit 2012 die Zeitschrift »Leidfaden – Fachmagazin für Krisen, Leid, Trauer« steht.

Katharina Kautzsch

Geborgenheitserleben in Krisen, Leid und Trauer

Tröstend und heilsam begleiten

VANDENHOECK & RUPRECHT

Für meine Eltern, vor deren Ungeborgensein ich mich verneige

Für meine Kinder Eva und Lorenz

Bibliografische Information der Deutschen Nationalbibliothek:
Die Deutsche Nationalbibliothek verzeichnet diese Publikation in der Deutschen Nationalbibliografie; detaillierte bibliografische Daten sind im Internet über https://dnb.de abrufbar.

Umschlagabbildung: Ute Stary, Die Mondfee

Satz: SchwabScantechnik, Göttingen
Druck und Bindung: BALTO print, Vilnius
Printed in the EU

Vandenhoeck & Ruprecht Verlage | www.vandenhoeck-ruprecht-verlage.com

ISSN 2198-2856
ISBN 978-3-525-40828-5

Inhalt

Einleitung

Ich weiß nicht, ob Sie das kennen: Ich saß im Jahr 2010 in einer Fortbildung zum PITT-Modell (Psychodynamisch Imaginative Traumatherapie), das Luise Reddemann (langjährige Leiterin einer Traumaklinik in Bielefeld) entwickelt hat. Sie sprach verschiedene Phänomene als Traumafolgen an und berichtete von heilsamen Empfindungen, die wir bereits kennen würden. Der Begriff »Geborgenheit« kam in den Raum und ich empfand, dass ich gerade etwas sehr Essenzielles gehört hatte.

Irgendwie wie von selbst begleitet mich dieses Thema nun seit zwölf Jahren. Ich habe es in mir auf der Suche nach eigenen Geborgenheitsorten und -empfindungen bewegt und entwickelt und mir die Freiheit erarbeitet, dass ich das alles darf, zumindest imaginativ: Ich habe mir die Erlaubnis gegeben, alles, was unter »Geborgenheit« subsumiert werden kann, selbst zu spüren, es ins Bewusstsein kommen zu lassen, mir das Schönste, was ich mir vorstellen kann, auszumalen und mir intensiv vorzustellen.

Eine wesentliche Komponente meiner Arbeit ist, dass ich das, was mich selbst erreicht und sich als für mich förderlich erweist, auch in meiner Praxis den Klient:innen anbiete und neugierig darauf bin, wie sie mit diesem Angebot umgehen und welche unterschiedlichen Erfahrungen sie mit einem solchen Tool machen. Ich habe die Hoffnung, dass es vor allem in schweren und schmerzhaften Momenten nutzbar wird, da ich selbst die Erfahrung gemacht habe, dass es neben dem Schweren, Traurigen, Verzweifelten immer auch Tröstliches, Heilsames und

Unterstützendes in uns gibt. Dazu Brücken zu finden und diese Erfahrungen in Krisen, Leid und Trauer zu ermöglichen, sehe ich als meine Aufgabe in dieser Welt. Ich bin sehr dankbar, diese Aufgabe gefunden zu haben und leben zu können. Und ich bin auch sehr froh, dies in diesem Buch beschreiben zu können.

All meine Arbeitserfahrungen der beiden letzten Jahrzehnte sind in den vergangenen vier Jahren dankenswerterweise wie durch einen Filter der Traumasensibilität, der Erkenntnisse von Trauma- und Hirnforschung sowie der psychoneuroimmunologischen Grundlagen gelaufen. Und ich habe mich intensiv damit beschäftigt, was Menschen sich in der Tiefe ihrer Seele und auch ihrer Gedanken wünschen und was ihr Körper braucht, um gesund durchs Leben zu gehen. Auch zwei eigene chronische Erkrankungen haben mich auf Fragen gebracht, die nach wie vor in mir arbeiten und die ich Menschen in meinem Arbeitsalltag stellen kann, ohne selbst die Antworten zu wissen.

Geborgenheitserlebnisse und -erfahrungen stellten sich als ein Instrument heraus, um Wohlgefühl, Sicherheit und Selbstwirksamkeit, neurowissenschaftlich fundiert, mit Menschen zu entwickeln, und so aus Krisen, Leid, Trauma und Trauer herauszuwachsen. Sich auf Wohlbefinden zu fokussieren und dafür hilfreiche und leidintegrierende Angebote zu machen – dies hat mich die Beschäftigung mit dem Geborgenheitsthema gelehrt. Damit fühle ich mich mit allen Kolleg:innen verbunden, die nach Steve de Shazers Grundsatz arbeiten, dass wir vom beschriebenen Problem nicht viel wissen müssen, um wirklich unterstützend zu sein.

Das Geborgenheitstraining ist als ein unterstützendes Arbeitsinstrument in allen Kontexten zu verstehen, in denen Menschen mit Menschen arbeiten und daran interessiert sind, Selbstheilungspotenzial für eine Veränderung basaler Empfindungen zu aktivieren. Dieses basale Empfinden des »Geborgenseins« ist in unserem genetischen Code als Lernmuster eigentlich vorhanden und wird uns von der Schöpfung durch Bindung und Familiensystem, in das wir hineingeboren werden, zur Verfügung stellt. Vor allem Krieg und seine Auswirkungen erzeugen, dass es über Generationen hinweg viele Menschen gibt, die ohne oder mit sehr wenig entwickeltem »Urvertrauen« und Geborgenheitserleben groß werden. Die faschistische Sichtweise, wie ein Kind groß werden sollte, damit es möglichst angepasst als »Kanonenfutter« dient, schreibt quasi die Abwesenheit von Geborgenheitsempfindungen vor.

Da unser Gehirn mit der faszinierenden Plastizität ausgestattet ist und damit mit lebenslangen Möglichkeiten, neue sensorische Netzwerke zu bilden, ist ein neues Lernen von Geborgenheitserleben, wenn auch anders denn als Urerfahrung, möglich und kann wesentlich zur Heilung und Selbstheilung beitragen. Die Hypothese, der ich also in diesem Buch folge, ist die folgende: Wenn Menschen mit und trotz schwerer, verletzender und traumatisierender Erfahrungen sich selbst in die Lage versetzen lernen, Geborgenheitsempfindungen zu imaginieren und im Körper spürbar zu machen, besteht durch die Plastizität des Gehirns die Chance, diese durch Veränderungen im sensorischen Erleben immer wieder zu aktivieren. Damit kann mit den schweren Erfahrungen und den daraus resultierenden Lebensgefühlen anders umgegangen werden. Durch das Training von imaginierten Geborgenheitsempfindungen lassen sich neue Wohlfühlerfahrungen machen, die die alten Verletzungen integrieren und sich damit positiv auf die nachfolgende Gestaltung des eigenen Lebens auswirken können.

Begriffsklärung

Historische Bezüge

Bei der Frage, seit wann und in welchen Lexika der Begriff »Geborgenheit« auftaucht, hat mich ein befreundeter Professor für Informationswissenschaft unterstützt: Im ersten großen Gesamtlexikon der deutschen Sprache, »Zedlers vollständiges Universal-Lexikon aller Wissenschaften und Künste aus den Jahren 1731–1754«, gibt es »Geborgenheit« als eigenständiges Substantiv noch nicht. Es gibt nur den Eintrag: »Geborgen sagt man, wenn ein Schiff wohl und sicher in den Hafen eingelaufen ist.« Erst folgende Wörterbücher wie das der Brüder Grimm im 19. Jahrhundert kennen das Konzept. Zur Verwendung des Wortes liefert Google-Ngram (das Analysetool aller von Google digitalisierten Bücher) interessante Erkenntnisse. Das Wort »Geborgenheit« wird erst Anfang des 20. Jahrhunderts in nennenswertem Umfang genutzt. Im Diagramm zum Erscheinen des Wortes in gedruckten Publikationen (siehe Abbildung 1) ist zu sehen, dass es zwischen ca. 1920 und 1946 immer öfter auftaucht. Unmittelbar nach dem Zweiten Weltkrieg wird es aber regelmäßig verwendet und scheint damit als Bedürfnis, Phänomen oder Konzeption eines Empfindens an gesellschaftlicher Bewusstheit und Relevanz zu gewinnen.

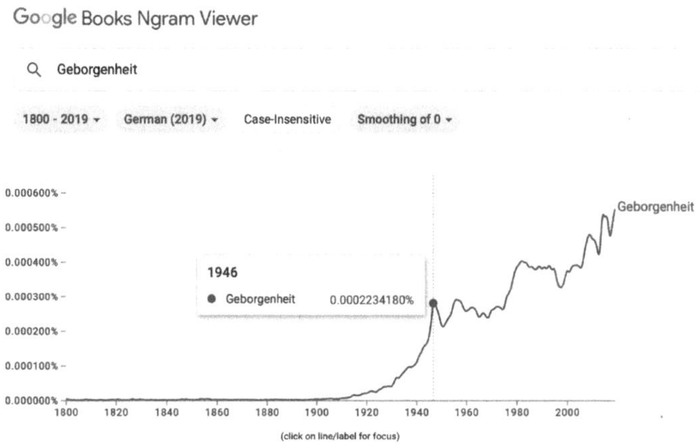

Abbildung 1: Verwendung des Begriffs »Geborgenheit« in Publikationen zwischen 1800 und 2000

Aktuelle und Forschungsdefinitionen

Im Digitalen Wörterbuch der Deutschen Sprache (DWDS) liest man folgende aktuelle Definition von Geborgenheit: »Gefühl, gut und sicher aufgehoben zu sein in einem Umfeld enger Verbundenheit«. Und Wikipedia ist zu entnehmen: »Das Wort wurde 2004 im Rahmen eines internationalen Wettbewerbs, den Deutscher Sprachrat und Goethe-Institut initiierten, zum zweitschönsten Wort in der deutschen Sprache gekürt. Es wurde von Annamaria Musakova aus der Slowakei eingereicht mit der Begründung, dass in ihrer Sprache ein äquivalenter Terminus fehle. Der Psychologe Hans Mogel bezeichnet Geborgenheit als zentrales Lebensgefühl. Seine Definition umfasst die Begriffe Sicherheit, Wohlgefühl, Vertrauen, Zufriedenheit, Akzeptanz und Liebe durch andere. Psychologen und Pädagogen betrachten die Erfahrung von Geborgenheit in der Kindheit als wesentlich für die Entwicklung einer stabilen Persönlichkeit. Ferner ist Geborgenheit eine Grundvoraussetzung für das kindliche Spiel«.[1]

Mogel forscht seit mehreren Jahrzehnten an der Universität Passau zu Geborgenheit und hat in über 16 Ländern mehr als 3000 Menschen dazu befragt. Seine Erkenntnisse fasst er so zusammen: »Geborgenheit ist eine Sehnsucht, die uns Menschen, egal, wo wir wohnen, welchen Beruf wir ausüben, welcher Religion wir angehören, antreibt – es ist ein Gefühl, das wir ein Leben lang suchen. Geborgenheit ist ein fundamentales Lebenssystem, es wirkt sich förderlich auf unser Erleben, unser Dasein, unsere Persönlichkeitsentwicklung aus und schließt mehrere positive Gefühle ein: Behaglichkeit, Wohlbefinden, Wärme, Zuneigung, Nähe, Liebe, Akzeptanz, Verständnis, Schutz, innere Ruhe sowie das Streben nach Sicherheit. Sicherheit ist das innere Zentrum der Geborgenheit, denn wer geborgen sein möchte, muss Sicherheit erfahren, sie ist das allerwichtigste und universelle Merkmal, bei allen Menschen, in jedem Land und in jeder Kultur. Nur wer sich in diesem Sinne aufgehoben fühlt, kann die Gegenwart gestalten und fühlt sich wohl dabei« (Mogel, 2016).

Versuch einer systemischen Definition

Mit Geborgenheit ist unmittelbares, ganzheitliches sensorisches Erleben im Hier und Jetzt als Körperzustand gemeint, gekoppelt mit unbewussten und bewussten bildhaften Informationen. Es ist ein multisensorisches Zusammenspiel, das wir als Erwachsene bewusst auf- und wahrnehmen können und das uns in die Lage versetzt, uns »allumfassend« geliebt zu fühlen. Mit »allumfassend« könnte ein Erleben des sicheren Aufge-

1 Wikipedia-Eintrag »Geborgenheit«: https://de.wikipedia.org/wiki/Geborgenheit (22.04.2024).

hoben-, Verstanden-, Gesehen-, Beschützt- und Versorgtseins gemeint sein. Es bezeichnet einen erfüllten Wunschzustand, der das gegenwärtige Dasein auf allen Ebenen durch verschiedene Kontexte hindurch definiert und durch völlige Abwesenheit von Angst und Schmerz und durch Anwesenheit von innerer Ruhe und körperlichem Wohlgefühl bestimmt wird.

Zur Definition gehört für mich als Systemikerin auch die kulturelle Dimension, auf deren Grundlage Hans Mogel seine Studien mit den weltweiten Befragungen zur Geborgenheit durchgeführt hat. Durch die jeweiligen kulturellen Merkmale und die Sprache vermittelt sich dieses innerste Lebensgefühl. Dafür ist es auch nötig, politische Bezüge herzustellen: Wenn die Sicherheit nach Hans Mogel das »innere Zentrum der Geborgenheit« ist, dann braucht es äußeren und gesellschaftlichen Frieden. Es braucht auch sozialen Frieden, Chancengleichheit und Gerechtigkeit.

Wenn das Familienministerium ein übergeordnetes Ziel für sich als Arbeitsgrundlage nach meinem Geschmack formulieren würde, dann könnte dies lauten: »Ziel der politischen Anstrengungen des Familienministeriums ist es, Rahmenbedingungen dafür herzustellen, dass alle Kinder in Geborgenheit aufwachsen können. Unsere Bemühungen sollen alle Erwachsenen, die sich mit Kindern in gemeinschaftlichen Kontexten befinden, erreichen, damit sie über die äußeren und inneren Voraussetzungen verfügen, Geborgenheit zu vermitteln.«

Im Umkehrschluss kann also Geborgenheitserleben ein Weg dahin sein, Trauma und Leid in sich selbst Stück für Stück in inneren Frieden zu verändern und damit auf der Basis dieses nacherlernten Lebensgefühls zu mehr Frieden in Beziehungen beizutragen. So kann dieses Erleben in die jeweilige Welt getragen werden und eine Wechselwirkung erzeugen.

Persönliche Definitionen

Die Antwort darauf, was Geborgenheit ausmacht, möchte ich anreichern durch nachfolgende Beschreibungen von Menschen, die ich gefragt habe, was Geborgenheit für sie bedeutet:

E. K., aufgewachsen in Deutschland, 28 Jahre: »Wenn ich mich geborgen fühle, bin ich frei von Angst, denn ich weiß, dass ich niemals allein bin, immer jemand an meiner Seite steht, der mir zwischendurch die Last des Lebens abnehmen kann, wenn ich einmal nicht weiterkann.«

J. B., aufgewachsen in der DDR, 53 Jahre: »Mich sicher, aufgehoben zu fühlen ist für mich Geborgenheit. In ihr bin ich angstfrei oder beinahe angstfrei, offener, neugieriger. Sie stellt sich an einem Ort und/oder mit einem nahen, mit mir verbundenem Menschen her.«

S. B., aufgewachsen in Westdeutschland, 55 Jahre: »Geborgenheit ist für mich mein Zuhause.«

L. K., aufgewachsen in Deutschland, 24 Jahre: »Ich assoziiere auf alle Fälle ›warm‹. Und dass jemand da ist, wo man frei und lustig sein kann und sich nicht Gedanken darüber machen muss, wie man ist; eine gewisse Art von innerer Freiheit. Und eigentlich auch Essen. Ja, ich fühle mich auch durch Essen geborgen.«

H.-C. H., aufgewachsen in Westdeutschland, 69 Jahre: »Geborgenheit ist für mich, von Vertrautem umarmt zu werden.«

A. S., aufgewachsen in der DDR: 50 Jahre, Wochenkrippenkind: »Geborgenheit: Das ist für mich die absolute Nähe zu meinen Kindern. Wenn diese in deinem Arm schlafen, nimmst du ihn nicht weg, auch wenn er taub ist. Sie zu halten, solange sie es brauchen. Und Geborgenheit ist für mich das Gefühl, trotz Alleinsein sich immer in Gemeinschaft und Verbindung zu fühlen.«

Abschnitt 1: Zusammenhänge mit Forschungsfeldern

Forschungsfeld 1: Bindungsforschung und das Erleben von Zugehörigkeit und Autonomie

Bindungstheorie und das Konzept der sicheren Bindung

»Bindung ist das gefühlstragende Band, das eine Person zu einer anderen spezifischen Person anknüpft und das sie über Raum und Zeit miteinander verbindet.«
(John Bowlby)

Die Bindungsforschung und die Bedeutung von Bindung spielt seit vielen Jahrzehnten eine zentrale Rolle im Verständnis davon, was Menschen in ihrer Entwicklungsgeschichte erfahren und welche Auswirkungen dies auf ihre spätere eigenständige Lebensgestaltung hat. Ähnlich wie Sigmund Freud das Konzept des Unbewussten eingeführt hat, hat John Bowlby sich mit frühkindlichem und elterlichem Bindungsverhalten beschäftigt.

Mit seinem 1969 erschienenen Buch »Bindung. Eine Analyse der Mutter-Kind-Beziehung« begründete Bowlby die entwicklungspsychologische Bindungstheorie. Damit wandte sich die Forschung neben den hindernden auch den fördernden Faktoren in der Mutter-Kind-Beziehung zu.[2] Die US-amerikanische Bindungsforscherin Mary Ainsworth und ihre Mitar-

2 Vgl. Wikipedia-Eintrag »John Bowlby«: https://de.wikipedia.org/wiki/John_Bowlby (24.04.2024).

beitenden haben diese Theorie in den 1970er Jahren weiterentwickelt, indem sie eine bahnbrechende Laboruntersuchung mit einjährigen Kindern und ihren Bezugspersonen durchführten (Ainsworth, Blehar, Waters u. Wall, 1978). Sie kamen dabei auf eine Klassifikation von vier Typen von Bindung. Diese vier Bindungstypen bilden nach wie vor die Grundlage für die Betrachtung von Bindungsverhalten zwischen Eltern und Kindern. In Studien zum Bindungsverhalten von Erwachsenen konnte Ainsworth die Stabilität von frühkindlichen Bindungsmustern nachweisen.

Ein für das Geborgenheitsthema relevantes Forschungsfeld ist die Untersuchung von elterlicher *Feinfühligkeit* gegenüber Neugeborenen und Kleinstkindern. Mary Ainsworth untersuchte das Verhalten von Eltern im Umgang mit ihren Kindern in den USA und Uganda und beschrieb vier Kompetenzen in ihrem Konzept der elterlichen Feinfühligkeit (vgl. Trost, 2018, S. 96 f.):

1. Fähigkeit, die Signale des Kindes wahrzunehmen;
2. Fähigkeit, die Signale des Kindes zu verstehen;
3. Fähigkeit, auf die Signale prompt zu reagieren;
4. Fähigkeit, angemessen zu antworten.

Im Konzept der Feinfühligkeit beschreiben verschiedene Forscher:innen die frühe sichere Bindung als gelungene Co-Regulation zwischen Eltern und Kind. Alexander Trost zitiert in seinem Buch die Ergebnisse der Untersuchungen von Mechthild Papoušek (*1940, Psychiaterin) und Hanus Papoušek (1922–2000, Kinderarzt und Kommunikationsforscher; beide erforschten die frühe Eltern-Kind-Beziehung), Donald Winnicott (1896–1971, englischer Psychiater und Kinderarzt, Wegbereiter der Kinderpsychotherapie) sowie Wilfred R. Bion (1897–1979, Psychoanalytiker) und weist nach, dass sich durch *feinfühlige Zuwendung* ein Kind gehalten fühlt. Es wird sensorisch vor Schaden beschützt. Emotionale Unterstützung und angemessenes Ansprechen helfen dem Kind über Frustrationen hinweg. Dadurch entwickelt es das eigene Selbst mit einer guten Balance zwischen Neugierverhalten und dem sichernden Erleben des Kontakts mit den primären Bindungspersonen (vgl. Trost, 2018, S. 98 f.).

Die Bindungsforschung beschreibt, wie das kindliche Bindungssystem aktiviert ist, wenn es durch Schreien, Weinen, Unruhe zeigt, dass Zuwendung, Schutz, Trost, Verständnis, Fürsorge, Versorgung benötigt wird. Wenn darauf feinfühlig reagiert wird, beruhigt sich das Bindungssystem. Sind Wohlbefinden und ein Gefühl von Sicherheit vorhanden, wird die Dämpfung des Erkundungs- und Explorationssystems aufgehoben und das Kind zeigt wieder Neugier und erkundet seine Umgebung (vgl. Trost, 2018, S. 107).

»Die sicher gebundenen Kinder aktivieren ihr Bindungsverhaltenssystem bei Angst oder Trennung und sorgen so mit Erfolg für Schutz und Sicherheit seitens der primären Bindungsperson. Nach der Wiedervereinigung können sie sich schnell beruhigen und wenden sich bald wieder dem erkundenden Spiel zu. Sie verfügen über eine Grundsicherheit und Selbstwirksamkeit und somit über gute Möglichkeiten zum Ausdrücken von Gefühlen, zur Exploration und Interaktion und damit zu ungestörter Entwicklung. Ihre primären Bezugspersonen verhalten sich in der Regel feinfühlig und responsiv« (Trost, 2018, S. 109).

Kinder mit *sicherer Bindung* erleben von Beginn an ihre Zugehörigkeit zu dem System, in das sie hineingeboren sind. Ihre Autonomie und Selbstbestimmung können sie auf dieser Basis durch ihr Erkundungssystem entwickeln und somit in etwa zwanzig Jahren in ihr eigenes Leben hineinwachsen. In Familiensystemen, in denen es sichere Bindungserfahrungen gibt, zeigt sich in Krisen (z. B. wenn ein Familienmitglied stirbt), dass sie das Naheliegende und Benötigte tun, sich dabei verbunden fühlen, sich gegenseitig unterstützen, individuelle eigene Wege gehen und sich in ihrer Lebensgestaltung unterscheiden dürfen.

Wenn ich Menschen berate, die mit diesem sicheren Bindungsstil zur mir kommen, dann handelt es sich meistens um Unsicherheiten im Kontakt mit als schwierig erlebten Anderen (Kolleg:innen, Chef:innen ...), um Probleme der Kinder in der Schule oder um schwierige, verunsichernde Lebensphasen wie Krankheit oder andere dramatische Ereignisse. Dabei wünschen sich diese Menschen eher kommunikative »Tipps« und eine mentale und emotionale Einordnung (Sortieren), um auch mit ihnen schwierig erscheinenden Menschen kooperieren zu können, keine nachhaltig problematischen Entscheidungen zu treffen und achtsam zu bleiben. Das könnte bedeuten, dass das Erleben von Geborgenheit eine unmittelbare Voraussetzung darstellt, um Fähigkeiten zu entwickeln, Krisen, Leid, Krankheiten und Verluste zu überstehen und an diesen Erfahrungen persönlich zu wachsen.

Die von Ainsworth weiterhin beschriebenen Bindungsstile »unsicher-vermeidend« und »unsicher-ambivalent« werden wie der sichere Bindungstyp ebenfalls den *organisierten Bindungsformen* zugeordnet. Organisiert deshalb, weil die Kinder in der Beobachtung immer wieder ähnliches Bindungsverhalten zeigen, auch wenn diese beiden Bindungsmuster mit erheblich mehr Stress für die Kinder verbunden sind.

Alexander Trost beschreibt auf der Grundlage der Untersuchung zum »Fremde-Situationstest« von Ainsworth den *unsicher-vermeidenden Bindungsstil* folgendermaßen: »Kinder haben immer wieder die Erfahrung gemacht, dass ihre Bezugspersonen wenig feinfühlig auf ihre Bedürfnisse eingingen und nicht viel Körperkontakt hielten. In emotional belastenden Situationen zeigen diese Kinder weder ihre Gefühle von Belastung noch suchen sie den Kontakt zur Bindungsperson, vielmehr vermeiden sie den Kontakt [...]. Sie bleiben in Angst und Trennungssituationen eher für sich allein und versuchen, eigene Lösungsstrategien zu finden. Sie sind dabei hoch gestresst. Sie sind Fremden gegenüber freundlich und drücken auch der Mutter gegenüber keine negativen Gefühle aus [...]. In der Trennung wenden sie sich der Exploration zu, die jedoch einförmiger und stereotyper ausfällt« (Trost, 2018, S. 110).

In der Betrachtung von Auswirkungen des unsicher-vermeidenden Bindungsstils verhalten sich Kinder in anderen Kontexten als zu Hause oft aggressiv und übergriffig und versuchen unbewusst, die Gruppe zu dominieren. Das scheint eine Antwort auf mangelnde emotionale Responsivität und Beantwortung der eigenen Bedürfnisse zu sein. Die Wahrscheinlichkeit für dieses Verhalten steigt mit der Erfahrung der Kinder, dass reagiert wird, wenn sie sich an den Grenzen des Gegenübers entlangbewegen. Sie suchen nach deutlicher Resonanz, was dann Vermeidung bzw. Abwehr beim Gegenüber nach sich zieht, und können kleine Zuwendungssignale nicht lesen.

In Paarbeziehungen zeigt sich dies etwa, wenn einer der Partner:innen bereits seit Längerem die Trennung angedeutet oder schon häufig Unglücklich- oder Unzufriedensein kommuniziert hat und der oder die andere dann sehr schockiert ist, wenn die Trennung tatsächlich ausgesprochen und vollzogen wird. Emotionale Informationen wurden lange nicht wahrgenommen und abgewehrt, bis eine nicht mehr vermeidbare Veränderung ins System kommt.

Zum *unsicher-ambivalenten Bindungsstil* von Kindern beschreibt Ainsworth: »Ihr Bindungsverhaltenssystem ist von Anfang an aktiviert, sie bleiben nahe ihrer Bezugsperson und zeigen sich eher ängstlich gegenüber der fremden Person [...] Sie weinen anhaltend und herzzerreißend und wirken dabei zugleich ärgerlich [...] In Wiedervereinigungssituationen suchen die Kinder gleichzeitig Nähe zur Bindungsperson als auch die wütende Entfernung von dieser [...] Aufgrund ihrer hohen psychomotorischen Erregung können die Kinder lange nicht zum Erkundungsverhalten zurückfinden [...] und bei ihnen dominiert Angst, Ärger und Verzweiflung« (zit. nach Trost, 2018, S. 111).

Mary Main entwickelte 1985 das Bindungsinterview für Erwachsene, das *Adult Attachment Interview.* »Es erfasst sprachlich die Bindungsrepräsentation oder die Einstellung des Erwachsenen zu Bindungen. Sie entdeckte, dass die Art, wie Eltern über ihre Kindheitserfahrungen mit den eigenen Eltern sprachen, Hinweise gaben, wie sie mit ihren zukünftigen Kindern umgehen würden.«[3] So konnten vier Typen von Bindungseinstellungen identifiziert werden:

- die *autonome Bindungseinstellung,* die von Selbstvertrauen, Frustrationstoleranz, Empathiefähigkeit und weiteren Merkmalen gekennzeichnet ist und signifikant aus sicheren Bindungserfahrungen resultiert;
- eine *distanziert-beziehungsabweisende Bindungseinstellung* weisen Erwachsene auf, die wenig Erinnerungen an ihre Kindheit haben. Sie idealisieren ihre Eltern oder werten sie ab und verlassen sich überwiegend auf sich selbst. Auch eigene Empfindungen wie Wut oder Trauer werden abgewehrt;
- mit einer *präokkupierten, verstrickten Bindungseinstellung* erinnern sich die Erwachsenen an permanentes Belastungserleben und Überflutungsgefühle. Sie sehnen sich nach Wiedergutmachung und Zuwendung. Als Eltern sind sie eher überfordert und können ihre Kinder in Bedrohungssituationen weder beschützen noch beruhigen. Aus diesen Bindungseinstellungen resultieren häufig Kinder, die parentifiziert sind, das heißt, eher mit der Bedürfnisregulation der Erwachsenen beschäftigt sind und daher Probleme haben, eine eigene Identität zu entwickeln.

---

3 Wikipedia-Eintrag »Mary Main«: https://de.wikipedia.org/wiki/Mary_Main (07.07.2024).

- bei von *unverarbeitetem Objektverlust beeinflusster Bindungseinstellung* leiden Erwachsene unter nicht bewältigten Trauerprozessen oder Erfahrungen aus sexuellem Missbrauch, das heißt nicht integrierten traumatischen Erfahrungen. Sie haben sehr häufig Kinder mit desorganisierten Bindungserfahrungen, da sie selbst zur Gefahr für ihre Kinder werden, indem sie sie missbrauchen, misshandeln, permanent beschämen usw. Die traumatisierten erwachsenen Bindungspersonen können aufgrund der eigenen seelischen Belastungen keinen Schutz bieten, so dass auch sie den Kindern die Führung in der Beziehung in ungewöhnlichem Ausmaß überlassen und sie damit gleichzeitig schwer gefährden und überfordern.[4]

In der Praxis wird immer wieder deutlich, dass *unsicher-ambivalente Bindungserfahrungen* dazu führen, dass Menschen im Erleben von Zugehörigkeit in ihren familiären Systemen ein deutlich erhöhtes Stresslevel haben und die Angst, Wut und Verzweiflungsempfindungen aus den frühen Erfahrungen Beachtung und Integration brauchen, damit Wohlfühlinterventionen greifen können. Diese Menschen erleben zu wenig Nähe und Zugehörigkeit und können ihre eigenen (Autonomie-)Bedürfnisse häufig nur wenig oder nicht benennen, ohne in innere Konflikte zu geraten. Besonders in Krisen erleben sie sich im Stich gelassen, wenig unterstützt und haben das Gefühl, alles allein bewältigen zu müssen.

Krise und Leid braucht Zuwendung und Unterstützung im Innen und Außen. Wenn es bisher im Leben keinen Raum oder keine Motivation gab, sich mit den früheren Bindungserfahrungen auseinanderzusetzen, so nutzen wir im gemeinsamen

4 Vgl. Wikipedia-Eintrag »Adult Attachment Interview«: https://de.wikipedia.org/wiki/Adult_Attachment_Interview (24.04.2024).

Prozess die Möglichkeit, alte Erfahrungen mit den aktuellen in Kontakt zu bringen und über die »Geborgenheits-Nachversorgung« die innere Wirklichkeit auf ein neues Gleis der emotionalen Selbstversorgung zu setzen.

Weiter unten in diesem Buch zu den Zusammenhängen in der Traumaforschung werde ich mich der desorganisierten Bindung bzw. der Bindungserfahrung zuwenden, die Trauma erzeugt. Hierbei leitet mich die Frage, wie Menschen trotz der Gefahr, die anhaltend von primären Bindungspersonen ausging, überlebt haben und welchen Beitrag das Geborgenheitstraining leisten kann, um eine tiefgreifende Entlastung bei der *Balance von Zugehörigkeit und Autonomie* zu erreichen. Diese Grundprozesse sind mit den Erfahrungen aus desorganisierten Bindungen nicht etabliert. Da sie lebenslang aktiv sind, bedeutet dies für bindungstraumatisierte Menschen auch den lebenslangen Versuch, beides in ein lebbares Gleichgewicht zu bringen. Bei ihnen ist das Autonomieerleben durch Verlassenheits- und Überforderungsempfindungen gekennzeichnet und auf der Zugehörigkeitsseite von großer Sehnsucht nach feinfühligen Antworten, Würdigung und Verständnis sowie dem Wunsch, dass Bedürfnisse wortlos erkannt und erfüllt werden. Dies wird auf die Partner:innen oder die eigenen Kinder übertragen, die dann ihrerseits damit überfordert sind und keine emotionale Beantwortung erfahren. Das heißt, dass die Sehnsucht nach Geborgenheit durch einen häufig unbewussten »Nachbeelterungswunsch« besonders in Zeiten von Krisen und Veränderungen immer wieder virulent wird (siehe dazu auch in Abschnitt 2, »Frage der Nachbeelterung«).

Krisenkompetenz auf der Basis von Bindung

In der Forschung zu den Auswirkungen von Bindungserfahrungen gehen Studien dem Zusammenhang von Bindungserfahrungen und der Entstehung psychischer Erkrankungen nach. Menschen mit psychiatrischen Diagnosen können nur zu 10 Prozent als sicher gebunden klassifiziert werden, und 60 Prozent weisen desorganisierte Bindungsmuster auf (Trost, 2018, S. 186).

Um einer kausal-linearen Betrachtungsweise zu entgehen (auf desorganisierte oder unsichere Bindung folgen später psychische Erkrankungen) und in der komplexeren zirkulären und systemischen Suche nach Mustern zu bleiben, möchte ich folgende Beobachtungen aus der Praxis mit Klient:innen und Weiterbildungsteilnehmenden in Familienrekonstruktionen vorstellen: Menschen, die in die Praxis und in die Supervision kommen, und Menschen, die sich ausbilden lassen, um anderen qualifiziert zu helfen, kommen oft mit Bindungserfahrungen, die die oben beschriebenen Auswirkungen noch im Erwachsenenalter hinterlassen haben. Obwohl die inneren Bindungsrepräsentationen sich individuell im Lebenslauf verändern können und viele Einflussfaktoren wirksam sind, ergibt sich doch häufig folgendes Bild: Durch die frühen unsicheren Bindungserfahrungen hat sich, insbesondere bei Frauen, eine beeindruckende Kompetenz zum Umgang mit Krisen und Leid *bei anderen Menschen* im persönlichen und beruflichen Kontext entwickelt. Die Frage, welche eigene Krisenkompetenz für einen selbst zur Verfügung steht, war nicht zentraler Fokus im Leben. Das positive Lebensgefühl definiert sich oft über die sehr empathischen Empfindungen für andere. Das Kompetenzerleben, was sich daraus entwickelt, wird darüber definiert, wie gut sich andere nach dem Kontakt oder der Hilfestellung fühlen. Aus meiner Sicht ist dieser altruistische Teil oft überrepräsentiert und steht für die Betroffenen selbst nur marginal zur Verfügung.

So wie ich selbst auch scheinen sich viele Kolleg:innen und Helfenden die eigenen frühen Bindungserfahrungen nutzbar gemacht zu haben, um sie anderen insbesondere in Krisensituationen entlastend und unterstützend zur Verfügung zu stellen. Dabei sind wir mitunter ziemlich erfolgreich und gehen auf traumatisierte und gepeinigte Menschen zu, um sie zu unterstützen (wer außer uns sollte das denn tun?). Dabei nehmen wir wenig Rücksicht auf uns selbst. Das ist, bis das eigene körperliche oder seelische System rebelliert, aus ressourcenorientierter Sicht eine gute Strategie, um über positives und dankbares Feedback etwas von dem zu bekommen, was lebenslang ersehnt wird.

Häufig leben wir privat ein Leben als Erwachsene mit Spannungen, fühlen uns leer, einsam oder überfordert mit uns selbst, den eigenen Eltern oder Kindern oder wir verharren in unglücklichen Liebesbeziehungen. Es ist dann wichtig, dass wir uns selbst bewusst werden, dass wir eine lebenslange Sehnsucht nach dem Nest, der Wärme, der feinfühligen Responsivität von Bindungspersonen in uns tragen. Wir versorgen zwar andere damit, versperren uns selbst aber den Zugang zur selbstfürsorglichen lebenslangen Nachbeelterung.

Das heißt, dass wir Helfende mit unsicheren oder desorganisierten Bindungserfahrungen gar nicht, sehr spät oder erst in sehr heftigen Krisen Unterstützung und Hilfe für uns selbst suchen. Möglicherweise möchten wir damit vermeiden, dem alten Schmerz mangelnder Liebes-, Feinfühligkeits- und Zuwendungserfahrungen zu begegnen, denn dieser alte Schmerz könnte das eigene Lebenskonzept massiv gefährden. Und da wir uns meist nicht ausreichend darauf vorbereitet haben, dass auch wir in Krisen, schwierige Situationen und Krankheiten geraten, steht uns mitunter kein helfendes Netzwerk zur Verfügung. So kann es uns geschehen, dass wir in eigenen Krisen, in denen wir nicht selten mit Selbstabwertung, Ärger oder Verachtung angesichts unserer eigenen »Schwäche« mit uns umgehen, immer wieder die Erfahrung machen, nicht unterstützt zu werden. Zu lernen, sich helfen, unterstützen und mitunter auch versorgen zu lassen, bedeutet, eine Neuvernetzung von »Geborgenheitserleben« zu entwickeln.

Daher ist es mir mit in diesem Buch ein Herzensanliegen, allen engagiert und empathisch Helfenden einmal mehr die Tür zu öffnen zu einer liebevollen Selbstbetrachtung, Selbstannahme und Selbstversorgung. Es ist nötig und möglich, sich in ein kaum oder nicht entwickeltes Erleben von Angenommen-, Aufgehoben- und Versorgtsein hineinzutrainieren.

Alexander Trost hat mit seiner Untersuchung Folgendes gezeigt: Innerhalb des Dachverbands für Systemische Therapie und Beratung und Familientherapie (DGSF) wurde mit 276 Systemiker:innen, also systemischen Berater:innen, Coaches, Familientherapeut:innen (81,5 Prozent weiblich und 18,5 Prozent männlich), eine Online-Untersuchung durchgeführt, in der Fragen zu Bindungserfahrungen gestellt wurden. Die systemisch arbeitenden Menschen beschrieben sich als »wesentlich unsicherer gebunden, mit einer besonders häufigen Ausprägung der *hyperaktivierenden ambivalenten Bindungsstile*« (Trost, 2018, S. 271). Trost betont, dass die Befragung keinen repräsentativen Charakter habe, sondern weitere Forschungsanstrengungen benötige. Eine mögliche Erklärung könne sein, »dass ambivalent gebundene Menschen sich eher die belastenden, beziehungsintensiven therapeutischen Arbeitsfelder aussuchen« (S. 274).

Neben der individuellen Verantwortung für den Umgang mit Bindungsverletzungen liegt im psychosozialen Feld auch eine Verantwortung für Arbeitgebende, neben strukturellen Rahmenbedingungen, etwa mit ausreichend Supervision und Fortbildung, auch mit einem fundierten Bindungsfokus einen »Gedeihraum« als sichere Basis zur Verfügung zu stellen, um »Beziehungs- und Explorationskompetenz weiterentwickeln [zu] können (Trost, 2018, S. 277). Eine schönere Bezeichnung eines Rahmens für ein Geborgenheitstraining für Erwachsene kann ich mir derzeit nicht vorstellen. Dies als wesentlichen Bestandteil der Arbeit zu verstehen, ist unverzichtbar, da wir uns überwiegend auf Krisenerleben anderer einlassen und die Aufgabe haben, den Menschen ein haltendes Angebot zu machen und eine Weiterentwicklung zu ermöglichen.

Im Hinblick auf lebenslange Auswirkungen von Bindungserfahrungen bei Klient:innen habe ich einige Prozesse begleitet, in denen die erwachsenen Kinder ihre Eltern auf der emotionalen Basis verstrickter und ambivalenter Bindungsbeziehungen bis zur Selbstaufgabe unterstützten und sich in dem Moment großer Erschöpfung, körperlicher Symptome oder gestörter Interaktionen mit eigenen Partner:innen und Kindern bei mir meldeten. Dann wurde es nötig, mit ihnen an der späten Ablösung von den Eltern zu arbeiten und die eigenen Bedürfnisse nach Geborgenheit und Wohlbefinden zu erarbeiten. Dabei wurde das bindungsgeleitete unbewusste Konzept des Helfens *über die eigene Kraft hinaus* für des eigene Gesundbleiben oder -werden hinterfragt.

Aus der Praxis: In der Arbeit mit einer fünfzigjährigen Mutter von drei Kindern, die wegen psychosomatischer Beschwerden in die Beratung gekommen ist, wird deutlich, dass sie ihre aktuell unglückliche Beziehung zu ihrem Mann eher mit Flucht und Rückzug beantwortet und keine Zugänge zu einer Konfliktklärung findet. Der Rückzug findet dann in ihre Heimatstadt statt, wo sie eine alte Tante unterstützt, die alle Menschen um sich herum aus dem Rollstuhl heraus verbal attackiert, gleichzeitig aber sehr hilfsbedürftig ist. Sie unterstützt die Tante auch finanziell, obwohl diese einen sehr verschwenderischen Lebensstil pflegt und keinerlei Vorsorge getroffen hat. Im Kontakt lässt sie sich von ihr beschimpfen und nimmt hin, dass die Tante die organisierten Hilfsangebote ablehnt.

Gefragt, aus welchen Gründen ihr diese Versorgung so wichtig sei, erklärt sie: Wenn sie es nicht tun würde, müsste ihre Mutter es tun, und das würde sie ihr nicht antun wollen. Es wird in weiteren Gesprächen auch deutlich, dass meine Klientin diese ungesehene versorgende Rolle schon sehr früh in ihrem Familiensystem übernommen hat. Genau diese Rolle hat sie auch in ihrem eigenen Familiensystem mit Mann und Kindern mit dem Effekt, dass eigene Bedürfnisse nur schwer gehört, gesehen und beantwortet werden. Meine Klientin ist eine reflektierte und kluge Frau, und es fällt ihr schwer, das eigene Leben wichtig zu nehmen und sich selbst besser zu versorgen. Dazu müsste sie sich aus dem alten Bindungsrepräsentationsmuster ihrer Bindungsvermeidung herausbegeben.

Auch das elterliche Bedürfnis, die eigenen Kinder glücklich zu sehen und ihnen daher ebenfalls bis zur Selbstaufgabe Hilfe und Unterstützung zuteilwerden zu lassen, kann vor dem Hintergrund der eigenen frühen Bindungserfahrungen und aktuellen Bindungsrepräsentationen betrachtet werden. Was wir in der Praxis häufig herausarbeiten, ist das Muster, dass tiefliegende, nicht mehr spürbare uralte Bedürfnisse nach Geborgenheit die Quelle für das aufopfernde Verhalten sind. Es ist damit die Hoffnung verbunden, dass irgendwann durch die eigenen Bemühungen die Eltern, später die Partner:innen oder die eigenen Kinder die Geborgenheit herstellen werden, nach der man sich immer tief verborgen gesehnt hat. Diesem lebenslangen Hamsterrad der Suche nach Geborgenheit durch andere, was zu vielen Enttäuschungen führt, kann über das Instrument des Geborgenheitstrainings auf direktem neurobiologischem Weg begegnet werden.

Fähigkeiten zur Selbststeuerung und Selbstberuhigung

Im Verlauf meiner Berufstätigkeit war ich immer wieder auf der Suche nach »Essentials«, um einen effektiven selbststeuernden Einfluss auf das eigene Erleben zu fördern. Dieser Fokus, der mit der Begeisterung für systemische Grundannahmen in meiner familientherapeutischen Weiterbildung Anfang der 2000er Jahre schlagartig in mein Leben kam, korreliert mit einem schon in frühen Kinderjahren spürbaren Bedürfnis nach Autonomie und Selbstbestimmung. Die Aktivierung von Selbstverantwortung als systemisches Grundprinzip erzeugt in mir nach wie vor ein tiefes Gefühl von Sicherheit und Selbstvertrauen, sowohl in meinem persönlichen Dasein als auch in meiner beruflichen Rolle.

Erst später im Leben habe ich mehr und mehr verstanden, welche Wirkung die Abwesenheit von sichernder und feinfühliger Resonanz meiner überforderten und traumatisierten Eltern im abhängigen Zugehörigkeitskontext meiner Kindheit in mir erzeugt hat: Panik- und Wutreaktionen, die sich kaum beeinfluss- und steuerbar anfühlten, wenn meine Bedürfnisse in nahen Beziehungen nicht erfüllt wurden. Im Zusammensein mit meinen Eltern fühlte ich mich überwiegend unwohl und falsch, und wenn ich autonom war, ging es mir besser. Im Zusammensein später mit Liebespartnern, im Versorgen meiner Kinder und im Zusammenleben mit ihnen gab es bei mir immer wieder Fassungslosigkeit, Verzweiflung und jähzornige Wut, wenn etwas Unvorhergesehenes passierte und sich die anderen anders verhielten, als ich es erwartet hatte. Danach taten mir meine Reaktionen unendlich leid und ich rutschte in Schuld- und Schamgefühle.

Die bindungsorientierte Erklärung, die mir später half zu verstehen, welcher Vulkan so unsteuerbar in mir tobte, hat mir sehr geholfen, zunächst Verständnis für mich zu entwickeln, ohne einen wirklichen Zugriff darauf zu haben. Ich verstand nach und nach, dass ein tiefes Angstgefühl in mir saß, was ich schon als Kleinstkind mit Autonomieverhalten regulierte. Ich hatte offenbar gelernt, dass zu rebellieren und sich zu verweigern die größtmögliche Angstregulation bedeutete, sodass ich die Angst nicht mehr spürte und mich für einen angstfreien Menschen hielt. Ich konnte kämpfen, mich behaupten, mich nicht kleinkriegen lassen und habe doch tief in mir sehr gelitten, weil Nähe, Wärme und Geborgenheit fehlten.

Mit der Kenntnis über die Abläufe im Gehirn werden Kampf-, Flucht- und Totstellreflexe erkennbar und unterscheidbar. Diese Bewusstheit führte bei mir zur Schlussfolgerung, nach Instrumenten zu suchen, um sich selbst steuern und beruhigen zu lernen. Ich verstand, dass die tiefe Sehnsucht nach Geborgenheit, die nicht beantwortet wurde und wird, eine lebenslange »Behinderung« oder zumindest stellenweises Unglücklichsein mit nahen Beziehungen, eigener Schwäche und Momenten der Abhängigkeit bedeuten kann und besonders deutlich in Lebenskrisen zutage tritt.

Bei traumatischen Bindungserfahrungen im desorganisierten Bereich werden offenbar die alten Ängste aus dem frühen emotionalen Unversorgt-, Ungesehen-, Unbeantwortetsein so lange aktiviert, bis die Fähigkeit, sich selbst zu beruhigen, sich selbst liebevoll zu beantworten, sich selbst gegenüber achtsam, feinfühlig und verständnisvoll zu sein, etabliert und neu vernetzt ist.

Die neurobiologische Grundlage für die »nachholende« Arbeit am Geborgenheitserleben und der damit trainierten Fähigkeit zur Selbstberuhigung und -steuerung liegt in den Erkenntnissen der Neuroplastizität des Gehirns und dem methodischen Zugang durch das Ego-State-Modell (vgl. Abschnitt 1, »Forschungsfeld 3: Neurobiologische Implikationen und wie das Gehirn und der Körper Geborgenheit lernen können«).

Selbstverständlich gibt es auch viele andere erprobte und erforschte Methoden zum Erlernen dieser Selbstkompetenz im beraterischen und therapeutischen Handwerkskoffer. Aus meiner Sicht eignet sich das Geborgenheitstraining besonders, da es viele Aspekte nutzt, die sich auch im Rahmen der Begleitung von Menschen mit frühen problematischen Bindungserfahrungen entwickelt haben (vgl. Trost, 2018, S. 271), etwa Förderung der Mentalisierungsfähigkeit, Psychoedukation, bedürfnisorientierte und emotionsvertiefende Begleitung, die Sicherung, Stabilisierung und Veränderung von Beziehungen und Beziehungserleben mit sich selbst und anderen, das imaginative Erleben mit Hilfe der eigenen Fantasie- und Märchenwelt oder auftragsgeleitetes, ziel-, ressourcen-, potenzial- und resilienzorientiertes Arbeiten.

Forschungsfeld 2: Was wir aus der Traumaforschung für Krisen, Leid und Trauer lernen können

Traumaerfahrungen als großes Hindernis für Geborgenheitserleben

»Der kleine Prinz durchquerte die Wüste und begegnete einer Blume mit drei Blütenblättern, einer ganz armseligen Blume …
›Guten Tag‹, sagte der kleine Prinz.
›Guten Tag‹, sagte die Blume.
›Wo sind die Menschen?‹, fragte höflich der kleine Prinz.
Die Blume hatte eines Tages eine Karawane vorbeiziehen sehen.
›Die Menschen? Es gibt, glaube ich, sechs oder sieben. Ich habe sie vor Jahren gesehen. Aber man weiß nie, wo sie zu finden sind. Der Wind verweht sie. Es fehlen ihnen die Wurzeln, das ist sehr übel für sie.‹
›Adieu‹, sagte der kleine Prinz.
›Adieu‹, sagte die Blume.«
(Antoine de Saint-Exupéry, 1993, S. 60)

Trauma: Das Wort ist groß und für viele, die sich nicht mit Traumatherapie befassen, kaum zu greifen. Und dennoch scheint es in aller Munde zu sein; vielleicht auch als Ausdruck unserer krisenhaften Zeit. Mein Anliegen hier ist, ebenso wie bei dem Thema »Bindung«, Zusammenhänge herzustellen, mit denen Krisenbegleiter:innen Sicherheit in der Zuordnung von Verhalten, Empfindungen und vor allem von wenig Nachvollziehbarem beim Gegenüber bekommen. Wenn Helfende Erklärungen und Hypothesen entwickeln können, dass verletzte oder traumatisierte Anteile insbesondere in der Krise sicht- und spürbar sind, die sich in unbewussten und damit nicht aktiv steuerbaren Reaktionen zeigen können, erleben sie oft mehr Sicherheit im Umgang mit dem wenig Nachvollziehbaren.

Die helfende Haltung und damit auch der Mensch, der begleitet wird, erhält neue Spielräume allein dadurch, dass mir selbst als Helferin bewusst ist, dass meine Angebote nicht passen und damit abgewehrt werden oder völlig unerwartete Reaktionen auslösen können. Mit dieser Entwicklung einer Haltung der Demut vor der inneren Eigenständigkeit und Kompetenz der Klient:innen wird dann ein gemeinsamer Weg möglich, wirklich Stützendes zu entwickeln.

Damit ist meine systemische Grundhaltung verbunden, dass Helfende aus dem Nichtwissen über die Dynamiken ihres Gegenübers kommen und nicht wissen können und schon gar nicht müssen, was der oder die zu Begleitende braucht. Neben dem Effekt, dass damit jeder erwachsene Mensch (bei Kindern sind es die Eltern) Expert:in für sich selbst ist und bleibt, ist es besonders in Traumadynamiken wichtig, sich gemeinsam auf den Weg zu machen. Die helfende Haltung kann unter anderem von der Hoffnung gekennzeichnet sein, dass Wohlfühlen lernbar ist. Sie umfasst Verständnis für Ängste, Ohnmachtserleben, körperliche Schmerzen oder Symptome ebenso wie das Empfinden, gemeinsam »ratlos zu sein« angesichts traumatischer Erfahrungen oder neuem schwerem Leid.

Dabei scheint es mir wichtig, nicht jedem Nichtverstehbaren sofort »Trauma« zuzuschreiben, sondern sich eher in der Haltung zu bewegen, dass der Mensch in der Krise, an einem Wendepunkt, im Leid möglicherweise zu einer anderen Zeit in seinem Leben Dinge erlebt hat, die noch nicht verarbeitet oder integriert sind.

Eine kurze, vereinfachte Traumadefinition

Nach Fischer und Riedesser wird Trauma definiert als »vitales Diskrepanz-Erleben zwischen überwältigenden Situationsfaktoren und eigenen individuellen Bewältigungsmöglichkeiten, was mit einem Gefühl der Ohnmacht und schutzlosen Preisgabe einhergeht und so eine dauerhafte Erschütterung des Selbst- und Weltbildes erzeugt« (Fischer u. Riedesser 2009, S. 84).

In der Traumaliteratur (z. B. Huber, 2020; van der Kolk, 2015) wird die »traumatische Zange« beschrieben, bei der in der traumatisierenden Situation durch einen Mangel an Oxytocin (Bindungshormon) weder Kampf noch Flucht möglich ist. Um zu überleben, erstarrt das innere System, fährt das Stoffwechselsystem herunter und sorgt dafür, dass der Körper in einen unwillkürlichen Lähmungs- oder starken Anspannungszustand gerät. Dies geht einher mit einem Erleben von Lebensbedrohung und schafft eine starke Vernetzung im Gehirn, die lebenslang wirkt. Die überlebensnotwendige Reaktion des Gehirns bedeutet in der Folge, dass das Geschehene verdrängt und die Möglichkeit bewusster Erinnerung ausgeschaltet wird. Dies kann durch überwältigende Ereignisse geschehen, die massiv und einmalig (Unfall, plötzlicher Verlust) sind oder anhaltend, sich wiederholend oder in Aufeinanderfolge geschehen (durch Krieg, Flucht, Gewalt, anhaltende Beschämung, gewaltvolle, unversorgende und missbräuchliche Beziehung der Eltern zum Kind).

Das Alleingelassensein in einer gefühlt lebensbedrohlichen Situation verändert die Physiologie der Hirnstruktur derart massiv, dass die Erschütterungen des Selbst- und Weltbildes den gesamten Lebensweg prägen können. Das traumatisierte System wird in der weiteren Entwicklung durch Verdrängung immer wieder so in Schach gehalten, dass einerseits starke Anteile herausgebildet werden, mit denen man sich in weiteren als bedrohlich erlebten Momenten und Situationen selbst und autonom retten kann. Andererseits ist das Lebensgefühl darunter von

Selbstanklage, Unsicherheit, viel Angst, negativem Denken, Rationalisierung und körperlichem Unwohlsein geprägt.

Aus der Praxis: Bis vor Kurzem habe ich eine mich sehr beeindruckende Frau begleitet, die als Sozialarbeiterin in dem Hospiz arbeitete, in dem mein Vater vor vielen Jahren starb. Als Angehörige eines Sterbenden war ich damals froh, dass sie da war und ihre Arbeit auf verantwortungsvolle und zugewandte Weise tat.

Sie kam vor drei Jahren zu mir in die Praxis, weil sie eine verheerende Krebsdiagnose bekommen hatte und Unterstützung in dieser Zäsur in ihrem Leben benötigte. Sie lebte allein, war geschieden und hatte sich einen wunderschönen sicheren Ort geschaffen, indem sie ein Haus auf dem Land mit einem großen Garten gekauft hatte, um den sie sich intensiv kümmerte. Mit ihr lebten zwei Katzen.

Im Verlauf unserer gemeinsamen Suche nach Wohlfühlen und Sicherheit, anstatt Panik im Körper zu spüren, und nach Entscheidungen hinsichtlich der Behandlung, die sich stimmig und selbstbestimmt anfühlen, kamen diverse Traumathemen zum Vorschein wie sexuelle Übergriffe durch den bereits verstorbenen alkoholkranken Vater, eine leidvolle Geschichte voller Abwertung durch die Mutter, das Auffinden der am Straßenrand verstorbenen Oma, die eine wichtige Bindungsperson gewesen war.

Meine Klientin hatte in ihrem Leben immer »gut funktioniert«, indem sie viel arbeitete und sich in den Dienst von Sterbenden, körperlich und geistig Gehandicapten und anderer Menschen stellte, für die Unterstützung durch andere Normalität ist. Darüber stabilisierte sie sich (vgl. Abschnitt 1, »Krisenkompetenz auf der Basis von Bindung«) und bewies sich immer wieder selbst, dass sie etwas leistet, ohne für sich etwas von anderen zu benötigen. Das gab ihr emotionale Stabilität, sodass sie die alten Ängste aus früheren Erfahrungen nicht spüren musste. Diese bahnten sich erst einen Weg bei der lebensbedrohlichen Diagnose, die ihr nun die Möglichkeit nahm, anderen zu helfen. Sie war sich zum Zeitpunkt der Diagnose selbst ausgeliefert.

Es wurde deutlich, wie wenig Zugang sie zu ihren Ressourcen und Kompetenzen hatte, die sie täglich für ihre Arbeit einsetzte. Es war sehr herausfordernd für sie, positive Empfindungen im Körper zu verorten und diese zu trainieren, um in einem Geborgenheitserleben anzukommen. Bis zu ihrem Tod übte sie solche Wohlfühlaspekte auch zu Hause, um in ein anderes Fühlen zu kommen. Im Verlauf der Therapie konnte sie diese immer mehr spüren. Wiederkehrend verhandelte sie mit sich die Frage, ob sie sich tatsächlich nur für sich selbst interessieren, sich abgrenzen und Hilfe zulassen dürfe.

Letztlich ist sie so auch aus dem Leben gegangen. Sie konnte schmerzmittelgestützt genau so und schnell sterben, wie sie es sich gewünscht hatte. Die Autonomie behalten zu wollen bis zum letzten Moment, zeigt sowohl die Tapferkeit als auch die Angst, sich anvertrauen zu müssen.

Trauma und Lebenslauf

Immer wieder begegnen mir in der Praxis Menschen, bei denen das Leben scheinbar in guten Bahnen gelaufen ist, dann aber Krisen und Veränderungen stattfinden, die Traumainhalte ins Bewusstsein heben. Besonders viel arbeite ich mit Menschen meiner eigenen Generation, Menschen, die in den 1960er und 1970er Jahren geboren sind und denen so gut wie alle Geborgenheitserfahrungen fehlen. Die Menschen, die wie ich in der DDR sozialisiert sind, haben an Gefühlskälte und -abwehr offenbar besonders viel erfahren. Sie sind sehr auf Leistung getrimmt worden, hatten häufig Eltern mit Alkoholproblemen, insbesondere Väter, die als Kriegskinder eigene Traumatisierungen nicht verarbeitet haben. Die DDR-Diktatur, die auf die Nazi-Diktatur folgte, hat ihre Spuren in DDR-Familiensystemen hinterlassen.

Aber auch in der Folge von Krieg war die Anstrengung insbesondere der Kriegskindergeneration, das Leben wieder lebbar zu machen, mit viel individuellen Lebensleistungen bei gleichzeitigem Wegschalten aller Empfindungen notwendig. Dies zeigt sich in den familiären Traumageschichten über mehrere Generationen in Ost wie West. Der starke Druck, etwas zu leisten, wurde durch die Generationen gereicht. Dabei spüren die erwachsenen Kriegskinder und ebenso ihre Kinder diesen Druck oft nicht bewusst, auch wenn diese mitunter verstehen, dass dieser Druck, etwas zu leisten, nicht mehr angemessen ist, da bereits alles aufgebaut und etabliert ist. Dieses Leistungsverständnis scheint in Deutschland noch besonders ausgeprägt und bringt wiederum die nachfolgende Generation, die Kinder der Kriegsenkel, in ein Dilemma: Sie erlebt, dass alles ohne ihr Zutun überreichlich vorhanden ist, und steht trotzdem unter einem enormen Druck, erfolgreich zu sein. Dies scheint sich in der eigenen Lebensplanung mitunter eher schwächend auszuwirken, so dass in meiner Praxis häufig junge Menschen sitzen, die sich in dem vielgestaltigen aktuellen Dilemma nicht zurechtfinden und dadurch den Eindruck haben, dass mit ihnen etwas nicht stimmt. Darüber hinaus erlebt diese Generation, wie viele ihrer Eltern an etablierten Lebensweisen festhalten und diese zum Teil fast aggressiv verteidigen, sich also wenig fragen, ob dies angesichts der gesamtgesellschaftlichen Situation und des Klimawandels angemessen ist.

Aus der Praxis: Seit einiger Zeit arbeite ich mit einer Familie mit vier Töchtern, die 21, 19, 16 und knapp 15 Jahre alt sind. Die Mutter kam zu mir in die Praxis, weil sie vor Sorge um ihre jüngste Tochter nicht mehr aus noch ein wusste. Die Tochter war damals zwölf, emotional nicht mehr erreichbar und mehr unterwegs als zu Hause, wo sie sich vielen selbstgefährdenden Dingen aussetzte.

Im Leben der Familie hatten sehr viele schwierige und herausfordernde Dinge stattgefunden, die irgendwie bewältigt worden waren. Es gab ein diabetisches Koma bei der ältesten Tochter, als sie zwei Jahre alt war. Die Zweitälteste war die Unterstützerin im Familiensystem und machte mitunter in parentifizierter Form ordnende »Ansagen«, kam aber mit sich selbst kaum zurecht, weil sie sich als anders und im eigenen diagnostischen Abgleich als »autistisch« erlebte, ohne dafür in der Familie ausreichend Gehör zu finden. Die Dritte hatte eine mütterliche Freundin, die ihr einen sicheren Ort geboten hatte, über einen Suizid verloren, sich sehr zurückgezogen und kam mit dem Tod nicht zurecht. Die jüngste Tochter ließ sich in ihrer pubertären Entwicklung nicht mehr beschützen und versorgen und hatte schwere Mobbingerfahrungen in der Schule gemacht und eine Vergewaltigung erlebt. Bei allen in diesem System kam ein nicht verarbeiteter Autounfall einige Jahre zuvor dazu, bei dem die Kinder und die Mutter beteiligt waren.

Diese Dynamik voller belastender Ereignisse konnte lange irgendwie gehändelt werden, bis das jüngste Kind in einen bisher so nicht erlebten pubertären Verlauf kam und die Mutter mit eigenen körperlichen und seelischen Problemen zu kämpfen hatte. Ihre zunehmende, auch durch die Wechseljahre bedingte Erschöpfung brach den Damm des Trag- und Aushaltbaren. Die alten Ängste aus der eigenen Erfahrung, dem Leistungsdruck ihrer Eltern entsprechen zu müssen, wurden vor allem im Hinblick auf die Schwierigkeiten der jüngsten Tochter in der Schule und ihr Schulleistungsversagen aktiviert. Das Lebensgefühl, dass etwas sehr Bedrohliches passiert, wenn die Tochter nicht in die Schule geht und anders als die Schwestern mit schulischen Anforderungen nicht zurechtkommt, wurde präsent und reinszenierte sich im Rahmen der Therapie durch heftige Angstreaktionen der Mutter bei diesem Thema immer wieder.

Die eigene Entwicklungsgeschichte und der Mangel an Geborgenheit, den sie selbst erlebt hatte, bekamen einen Raum, und sie begann Stück für Stück, Erinnerungen, Bilder und Empfindungen aus der Kinderzeit und insbesondere die massiven Anforderungen, zu funktionieren und zu leisten, egal wie sie sich fühlte, zusammenzusetzen und zu integrieren.

In besonders vulnerablen Lebensphasen, wie etwa Pubertät, Ablösung vom Elternhaus nach der Schule, Coronapandemie, Wechseljahre oder Wendepunkten, wie nahe Liebesbeziehungen, Trennungen, Geburt, Arbeitsplatzstress, körperliche Erkrankungen, Sterben und Tod wichtiger Menschen, scheinen Traumainhalte, die nur durch bisherige Verdrängung das Leben einigermaßen möglich gemacht haben, leichter eine Bahn ins Bewusstsein zu finden. So ist es nicht verwunderlich, dass Menschen, die bisher sehr kompetent und tapfer ihr Leben bewältigt haben, plötzlich nicht mehr zurechtkommen. Sie selbst und ihre Körper oder/und ihre Kinder und deren Körper geraten in seelische Zustände, die das Erleben von Ohnmacht und Ausgeliefertsein oder zumindest Ängste reaktivieren, ohne dass es bewusst dem Traumaerleben zugeordnet werden kann.

Traumatisierte Menschen, also Menschen, die aus desorganisierten Bindungserfahrungen kommen, kämpfen oft mit Blockaden, in Wohlfühlerfahrungen hineingehen zu können. Sie zweifeln mehr als andere daran, dass Wohlfühlen erlaubt ist, oder haben möglicherweise gar keine Vorstellung davon, wie sich Wohlfühlen in ihrem inneren System ereignen könnte. Sie finden häufig Imaginationen eher nicht plausibel, lehnen den Kontakt mit ungeborgenen, verlassenen, verletzten, traumatisierten jüngeren Anteilen ab oder können sich selbst als Kind nicht leiden. Sie entwickeln Angstszenarien bis hin dazu, dass diese

Empfindungen das ganze Leben aus den Fugen werfen könnten, sie nicht mehr funktionieren oder sie mit weiteren Empfindungen zu kämpfen haben, denen sie sich nicht gewachsen fühlen. Sie haben früh in ihrem Leben gelernt, sich zu schützen, nicht nur vor Grenzverletzungen von außen, sondern ebenso vor den damit verbundenen eigenen Empfindungen.

Wenn ich versuche, mir das Gegenteil von Geborgenheit vorzustellen, dann lässt es sich in dissoziativem Erleben darstellen. »Dissoziationen« hat Bessel van der Kolk als »Essenz des Traumas« bezeichnet (2015, S. 229). Dissoziationen sind heftige ungesteuerte körperliche Reaktionen, die gleichzeitig mit starken Empfindungen auftreten, die aktiv nicht steuerbar sind. Dissoziationen sind Ergebnis von unbewusster Aktivität im Stammhirn, wenn eine lebensbedrohliche, traumatisierende Situation erlebt wurde. Sie treten in späteren Lebensphasen immer wieder auf und werden von nicht bewusst verarbeiteten und von abgespaltenen Erinnerungen an traumatisierende Ursprungssituationen gespeist. Der als sehr leidvoll, fremdgesteuert und ebenso bedrohlich wahrgenommene körperliche und emotionale Ausnahmezustand wird durch ein Signal (Trigger) aktiviert, wenn eine Situation unbewusst als sehr gefährlich eingeschätzt wird, ohne dass sie es im Hier und Jetzt tatsächlich ist. Damit vermischt sich vergangenes Traumaerleben mit aktuellen Stresssituationen im Heute und aktiviert die nicht integrierte Angst von damals. Folge ist die Aktivierung der Stress- und Panikachse im Stammhirn, sodass die Menschen entweder in eruptive Wutausbrüche geraten, flüchten oder« sich totstellen« müssen. Dabei geraten sie wieder in die schon beschriebene »traumatische Zange« und in eine Retraumatisierung, die leidvoller ist als die ursprüngliche Traumasituation, weil der Verstand um die Unangemessenheit der Reaktion weiß, sie aber trotzdem nicht steuern kann.

In wiederkehrendem Erleben von Bedrohung vor allem im Rahmen akuter Lebenskrisen melden sich Menschen in der

Praxis. Sie benötigen zeitnah eine kriseninterveniernde Unterstützung, um diese Zustände einordnen und selbstermächtigende Tools entwickeln zu können, um in die Lage zu kommen, sich möglichst schnell wieder in einen anderen Zustand hineinzusteuern.

Arbeitsmodelle

Positiv formulierte Ziele wie »Ich möchte mich mal frei fühlen, Leichtigkeit spüren, echte Freude empfinden« werden zwar als Sehnsucht formuliert, aber tief in der Empfindung als unerreichbar definiert, weil »Schreckensbilder« (vgl. Reddemann, 2007, S. 29) bewusst oder unbewusst immer wieder auftauchen und in aktuellen Situationen über das Gefühl des anhaltenden Ausgeliefertseins und damit verbundene Opferempfindungen reaktiviert werden. Luise Reddemann beschreibt, wie wichtig es ist, Gegenbilder für den Schrecken zu suchen (vgl. S. 29), und bezieht sich dabei auf Verena Kast, die »unseren Blick für die Frage schärfte, ob es im Leben unserer Patienten auch Freude, Inspiration und Hoffnung gäbe. Sie schlug [...] vor, doch einmal eine Freudebiografie zu erheben oder zu schreiben« (S. 32).

Es ließe sich die Hypothese aufstellen, dass die Menschen, die schneller in Geborgenheitsempfindungen hineinkommen, die deutlichere Bilder eines Geborgenheitsortes zusammensetzen und auch intensiver und schneller körperlich das entsprechende Empfinden aktivieren können, sich auf einer unbewussten Ebene an schon vorhandene Geborgenheitserfahrungen erinnern, die ihnen durch ihre Traumaerfahrungen hindurchgeholfen haben.

Meiner Erfahrung nach verfügen schwer traumatisierte Menschen oft über einen besonderen Zugang zu kreativen Ausdrucksmöglichkeiten, wie Sprache, Bilder und Vorstellungen (siehe »Abschnitt 3: Geschichten und Bilder der Geborgenheit aus der Praxis«). Diese Beobachtungen führen mich zu der Annahme, dass auch schon sehr kleine Kinder in der Lage sind, in sich selbst etwas von der Geborgenheit herzustellen, die sie zum Überleben brauchen, ohne sich später bewusst daran erinnern zu können. Wenn aber durch Begleitung und Gespräche diese als Kind entwickelten kreativen Zugänge zu innerer Freude, Sicherheit und anderen Qualitäten von Geborgenheit durch Imagination und Fantasie, Schreiben, Malen unter anderem angeregt, erfragt und aktiviert werden, begibt sich das traumatisierte System auf der Basis eigener Resilienz immer mehr in die Selbstheilung.

Luise Reddemann verdanken wir zahlreiche imaginative Übungen, um ganzheitlich zu einem anderen Umgang mit dem Traumaerleben und in andere Empfindungen hineinzukommen, die in dem hier vorgeschlagenen Geborgenheitstraining verwendet wurden. Das Vorgehen im Training des Geborgenheitserlebens folgt Reddemann: »Es ist sehr unwahrscheinlich, dass es nicht für Sekunden Gefühle des Glücks, der Freude und der Geborgenheit gab. Lassen Sie *diese* Gefühle in Ihrem Körper sich ausbreiten, so dass es ist, als würde jede Ihrer Zellen von diesen Gefühlen erfüllt« (2007, S. 33).

Hindernisse und Voraussetzungen für Geborgenheit im Traumakontext

Wie anstrengend und emotional herausfordernd dieser so einfach formulierte Auftrag für traumatisierte Menschen ist und wie viel Zeit, Ermutigung und Anerkennung sehr kleiner Schritte oder neuer positiver Empfindungen dies braucht, wird mir häufig von den Klient:innen gespiegelt.

»Wenn jemand intensiv absorbiert ist in ein bestimmtes Erlebnismuster, kann es sehr schwierig sein, eine hilfreiche Umfokussierung vorzunehmen. Hirnphysiologisch lässt sich das damit erklären, dass zu diesem Zeitpunkt die dominierenden Synapsenverbindungen, welche im Gehirn das Korrelat der Erlebnismuster darstellen, immer wieder in die gleiche schon ablaufende Richtung wirken (sich selbst verstärkende Prozesse) [...]. Dies sollte nicht grundsätzlich als dysfunktional angesehen werden. Diese bevorzugten Bahnungen sind weitgehend Ausdruck von Lernprozessen im Verlauf des Lebens eines Menschen, sie wurden ausgebildet als Überlebensstrategien und als Maßnahmen zu dem Zweck, Orientierung, Sinn, stabile Identität in den Kontexten zu entwickeln, in denen man sich bewegen musste« (Schmidt, 2013, S. 69).

Meine Erfahrung mit der Aktivierung positiver Erinnerungen oder von Sehnsuchtsempfindungen zum Zweck des Nach-, Neu- oder Wiedererlebens von Geborgenheit ist, dass es immer erst eine Einordnung des leidvollen Erlebens braucht, und zwar im hypnosystemischen Sinn: Dieses Leiderleben mit den damit verbundenen Empfindungen und Verhaltensweisen ist Teil einer notwendigen Überlebensstrategie im damaligen Kontext (so war es zum Beispiel sinnvoll, sich während einer massiven Auseinandersetzung zwischen den Eltern woanders hin zu flüchten) und zeigt sich als vernetztes Muster nun in einem neuen Kontext (die Person flüchtet weiterhin grundsätzlich bei Streitgesprächen mit der Partner:in). Hilfreich ist es dann, dies als »jüngeren Anteil« einzuordnen, der jetzt die Unterstützung des inneren Erwachsenen benötigt, die er im damaligen Kontext nicht bekommen konnte (vgl. auch Abschnitt 2, »Frage der Nachbeelterung«).

Die Möglichkeit der von Schmidt beschriebenen hilfreichen Umfokussierung mit dem Ziel, ein neurophysiologisches Erlebnismuster der Geborgenheit zu entwickeln, ist über Denk- und Gesprächsprozesse nicht zu erreichen. Es ist notwendig, mit sensorischen und körperlichen Informationen zu arbeiten. So ist es wichtig, sich zunächst beschreiben zu lassen, wo und wie der Körper unangenehmes Erleben zeigt und was genau dieses Körperareal wahrnimmt. Dabei hilft oft eine Metapher: Wenn beispielsweise jemand sagt, dass sich der Bauch bemerkbar macht, wenn Stresserleben beschrieben wird, dann kann erfragt werden, was genau der Bauch spürt, und es können Angebote von Erleben gemacht werden (»wie eine Faust, wie ein Knoten, wie ein Stein, der von innen oder von außen drückt?«), also der Fokus auf das körperliche Erleben zunächst dorthin gelenkt werden. Die Umfokussierung wird möglich, wenn dann das Gegenteil oder der »Bauchwunschzustand« beschrieben wird. Die Frage dazu könnte sein: »Was wünschen Sie sich anstelle dieser Faust, dieses Knotens und wie fühlt sich das Gegenteil oder der Wunschzustand genau an?« Dann können Beschreibungen folgen wie »leicht«, »frei«, »warm«, »durchblutet«, »braucht oft Unterstützung und liebevolles Dranbleiben«.

Wir scheinen geübter darin zu sein, Problemerleben ausführlich und besser zu beschreiben als positives und Wohlfühlerleben. Auf der Basis des körperlichen Erlebens lässt sich der Geborgenheitsort mit der Verknüpfung positiver innerer Bilder mit entsprechenden positiven Sinnes- und Körperempfindungen als ein neues Erlebnismuster Schritt für Schritt installieren. Das, was in Verbindung mit dem gewünschten Ort zu sehen, zu hören, zu riechen, zu schmecken, also multisensorisch zu erleben ist, bildet den Unterschied zum Stresserleben. Die Vorträge von Gunter Schmidt starteten oft mit der Aufforderung, den Körper *genau jetzt* wahrzunehmen (Zitat: »Wenn Sie ihn schon mitgebracht haben …«) und sich darüber klar zu sein, dass der Körper in seinem Erleben immer in der Gegenwart ist.

Durch die Erarbeitung des sensorischen und körperlichen Erlebens in einer gewünschten und imaginierten Situation wie dem Geborgenheitsort erfährt der Körper eine sichernde und beruhigende Veränderung in unterschiedlichem Ausmaß. Diese Veränderung oder Umfokussierung geschieht in Abhängigkeit von der von Schmidt benannten Absorption in alte und bevorzugte Erlebnismuster sowie dem regelmäßigen Training der neuen Erfahrung (vgl. auch in Abschnitt 2, »Wege ins Geborgenheitserleben«).

In einer von der Ärztin und Wissenschaftlerin Antonia Pfeiffer (2022) beschriebenen Studie zu der Frage, wie wirksam eine Neubewertung (systemisch: »Reframing«) einer emotionalen Erinnerung in Kombination mit sensorischen Reizen durch Klopftechniken ist, wird deutlich, dass sie dann funktionieren, wenn sie mit stimmigen Affirmationen verbunden werden. Eine Affirmation erklärt Pfeiffer als »eine Technik des Mentaltrainings. Meist werden allgemeine oder spezifische Aspekte des eigenen Lebens oder der eigenen Person positiv beschrieben« (2022, S. 182). Pfeiffer stellt außerdem fest, dass »humorvolle und bewegende Selbststärkungs- und andere Affirmationen oft besonders gut wirken« (S. 134). Durch »kreative Neubewertung« und Entwicklung stimmiger selbstverstärkender Affirmationen entstehe ein »Mismatch«, welcher neues Erleben mit den alten erinnerten Empfindungen verknüpft (S. 134).

Daher klopfe ich bei mir selbst eingeübte Körperstellen in einer bestimmten Reihenfolge und habe vorher eine Affirmation für mich gefunden, die ebenso wie das Geborgenheitstraining das Ziel von Wohlfühlen und mehr Sicherheitserleben hat. Eine mit dem Geborgenheitstraining verbundene Affirmation könnte etwa sein: »Auch wenn ich als Kind und Heranwachsende keine oder kaum Geborgenheitserfahrungen gemacht habe, kann ich immer besser lernen, mir diese jetzt vorzustellen und immer deutlicher in meinem Körper zu spüren.«

Der Entwickler der Klopftherapie ist der Psychiater Michael Bohne (2021, 2022). Er hat sie als Selbsthilfestrategie im Rahmen der »Prozess- und Embodimentfokussierten Therapie« (PEP; Bohne, 2021) in die Arbeit mit traumatischen Verletzungen eingebracht.

Fazit

Dieses Buch wurde geschrieben, um Menschen in psychosozialen Arbeitsfeldern im Umgang mit Krisen, Leid und Trauer mit der Nutzung von multisensorischen Geborgenheitserlebnissen vertraut zu machen. Es soll fundierte Unterstützung bieten, zu verstehen, aufgrund welcher biografischen und neurobiologischen Hintergründe es mitunter so schwer ist, Betroffenen zu helfen. Es soll nachvollziehbar machen, warum Menschen so unterschiedlich auf Angebote reagieren, mit Krisen umgehen oder in ihrem Leidgefühl immer wieder versinken:

Eine mögliche Antwort ist, dass sie in traumatischen Zusammenhängen gefangen sind, die ihnen selbst, ihren Familien und auch uns als Helfende das Leben schwer machen. Auch wenn wir mitunter Menschen aus ihren früheren Bindungs-, Trauma- und damit Leiderfahrungen nicht heraushelfen können in ein leichteres, fröhlicheres oder dankbareres Leben (oder Sterben), macht es immer Sinn, so oft es geht, nach positiven, als »Geborgenheitsgefühl« eingeordneten Erfahrungen zu fragen und diesen Erinnerungen mit entsprechenden Empfindungen und Körpererleben im Kontakt Raum und Zeit zu geben.

Obwohl wir nicht genau wissen, ob und wie weit diese Erfahrung wirksam bleibt, ist es für den Moment unserer Bemühungen vielleicht genau das, was uns selbst dazu bringt, andere unterstützen zu wollen: Menschen zum Lachen, in Berührung mit eigenen schönen Erinnerungen zu bringen *und* empathisch mit dem Leiderleben zu sein.

Desorganisierte Bindung und gesundheitliche Folgen im Leben mit traumatischen Bindungserfahrungen

Bindungstraumatisierung ist »die anhaltende oder intermittierende Traumatisierung durch Personen, von denen das Kind oder auch der erwachsene Mensch Schutz und Sicherheit erwarten« (Brisch, 2017, S. 14 f.). Wie stark sich dies im Leben eines Menschen auswirkt, fasst Alexander Trost (2018, S. 167) so zusammen:

»Entsprechend der Logik der Gehirnentwicklung wirken traumatische Einflüsse umso stärker auf das Kind ein:

1. Je jünger es ist: Pränatale und Einflüsse im ersten Lebensjahr haben die intensivste Wirkung.
2. Je existenzieller ein Kind auf die Person angewiesen ist, von der das Trauma ausgeht bzw. die durch eigene Traumatisierung in ihrer Schutzfunktion für das Kind beeinträchtigt ist.
3. Je ausgeprägter – im Sinne direkter Gewalt, extremer Vernachlässigung, häufiger Wechsel der Pflegepersonen – sie erfahren wird.
4. Je länger die Traumatisierung andauert«.

Die lebenslangen Auswirkungen auf Gesundheit und Wohlbefinden sind in einer 1998 veröffentlichten Studie, der »Adverse Childhood Experience (ACE) Study«, die eine US-Bundesbehörde (Centers for Desease Control and Prevention) und eine private Krankenversicherung durchgeführt haben, dargestellt (siehe Abbildung 2).

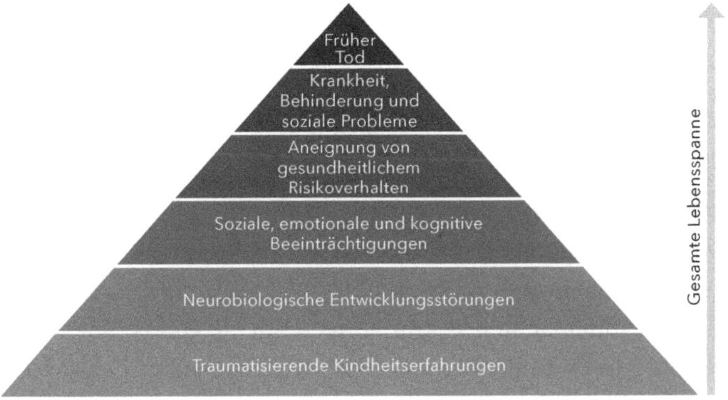
Früher Tod
Krankheit, Behinderung und soziale Probleme
Aneignung von gesundheitlichem Risikoverhalten
Soziale, emotionale und kognitive Beeinträchtigungen
Neurobiologische Entwicklungsstörungen
Traumatisierende Kindheitserfahrungen
Gesamte Lebensspanne

Abbildung 2: ACE-Pyramide[5]

5 Vgl. Wikipedia-Eintrag: The Adverse Childhood Experience Study. https://de.wikipedia.org/wiki/The_Adverse_Childhood_Experiences_(ACE)_Study (30.04.2024).

Hierbei wurde mit fast 18.000 Befragten wissenschaftlich nachgewiesen, dass schwere Kindheitserfahrungen lebenslange körperliche, geistige, soziale und emotionale Auswirkungen haben und die Menschen erheblich kränker sind und früher sterben.

Trotz dieser 25 Jahre alten Erkenntnisse ist es immer noch kein Allgemeinwissen, in welcher Weise traumatisierte Menschen versuchen, durch ihr Leben zu kommen. Da ich dies in allen gesellschaftlichen Kontexten relevant finde und häufig erlebe, dass Erfahrungen des extremen Gegenteils von Geborgenheit das Leben in Institutionen, Arbeitsstellen und in den Familien prägen, ohne dass diese Zusammenhänge hergestellt werden, erwähne ich hier einige weitere Untersuchungen. Hans-Peter Kapfhammer (2022, S. 1) befasst sich mit der Komorbidität von posttraumatischer Belastungsstörung und Sucht: »Posttraumatische Belastungsstörung und Substanzkonsumstörungen treten im medizinischen Versorgungssystem häufig koexistent auf. Ihre Komorbidität geht mit schwerwiegenderen akuten klinischen Symptombildern, mit zahlreichen, oft notfallmäßigen Hospitalisierungen und geringeren Behandlungserfolgen einher. Ihre Komorbidität trägt zu dramatisch ungünstigeren Verläufen auf allen biopsychosozialen Ebenen bei.«

Das Deutsche Ärzteblatt veröffentlichte 2024 die Ergebnisse der NAKO-Studie mit 156.000 Teilnehmenden zum Einfluss von Kindheitstraumata auf die Wahrscheinlichkeit körperlicher Erkrankungen im späteren Leben: »Personen mit Kindheitstraumata wiesen eine erhöhte Diagnosewahrscheinlichkeit für alle untersuchten Erkrankungen auf: Krebserkrankungen, Myokardinfarkt, Diabetes, Schlaganfall, chronisch obstruktive Lungenerkrankung, Depression und Angsterkrankungen. Diese Zusammenhänge waren umso stärker, je jünger die Teilnehmenden waren, unabhängig von der Traumaart. Geschlechtsunterschiede wurden nur für einzelne Zusammenhänge beobachtet« (Klinger-König, 2024, S. 1).

In einer Sendung des Mitteldeutschen Rundfunks wurde eine Metastudie (Colich, Rose, William u. McLaughlin, 2020) eines Forscher:innenteams der Universitäten Harvard, Washington und Stanford zum biologischen Altern nach Traumatisierungen in der Kindheit vorgestellt. Es wurden Veränderungen in der Hirnentwicklung nachgewiesen, die zu früherem Altern und damit zu möglichen schwerwiegenden gesundheitlichen Folgen im Erwachsenenalter führen. Die Forschenden führten eine Metaanalyse von fast achtzig Studien mit insgesamt mehr als 116.000 Teilnehmenden durch. Sie fanden heraus, dass Kinder, die Gewalt oder Missbrauch erlitten haben, eher früh in die Pubertät kommen und auch auf zellulärer Ebene Anzeichen einer beschleunigten Alterung zeigen, einschließlich verkürzter Telomere, der Schutzkappen an den Enden unserer DNA-Stränge, die sich mit zunehmendem Alter abnutzen. Kinder, die »nur« Armut oder Vernachlässigung erlebten, zeigten jedoch keines dieser Anzeichen des vorzeitigen Alterns (Tominski, 2022).

Diese Studien zur Pathogenese hirnstruktureller Veränderungen oder Mangelreifung des Gehirns als Folge von Traumatisierungen erwähne ich hier, weil sie die zugrunde liegende Hypothese dieses Buches nahelegen: Wenn Menschen mit und trotz traumatischer Erfahrungen lernen, Geborgenheitsempfindungen zu imaginieren und im Körper spürbar zu machen, besteht durch die Plastizität des Gehirns die Chance, Veränderungen im sensorischen Erleben zu aktivieren und im Umgang mit traumatischen Erfahrungen neue Wohlfühlerfahrungen zu machen, die sich auf die Gestaltung des eigenen Lebens und möglicherweise auf genau die Hirnstrukturen auswirken können, die in oben erwähnter Studie untersucht wurden.

Spiritualität als geborgenheitsförderlicher Faktor

Eine beeindruckende Studie hat Lisa Miller, Psychologin, Psychotherapeutin und Wissenschaftlerin an der Columbia-Universität, in ihrem 2022 in Deutschland erschienenen Buch »Das erwachte Gehirn. Warum Spiritualität in uns allen angelegt ist« vorgestellt. Ihr ging es um die Frage, ob Spiritualität ein Schutzfaktor für Depressionen sein könnte. Dabei wurde eine Studie, die sich mit depressiven und nichtdepressiven Frauen, ihren Kindern und Enkelkindern beschäftigte, um die Frage erweitert, wie wichtig Religion und Spiritualität für die Probandinnen persönlich sei. Das Ergebnis hat die Forschenden selbst überrascht. Es konnte mittels neurologischer Untersuchung mit bildgebenden Verfahren (MRT) nachgewiesen werden, dass ein Zusammenhang besteht: »Das wenig spirituelle Gehirn war mit unregelmäßigen kleinen roten Flecken gesprenkelt. Aber das rechte Gehirn, das die neuronale Struktur von Menschen mit starker und stabiler Spiritualität darstellte, zeigte breite rote Streifen, die zumindest fünfmal so groß waren wie die kleinen Sprenkel auf der anderen Aufnahme [...]. Das hochspirituelle Gehirn war gesünder und widerstandsfähiger als das wenig spirituelle Gehirn. Es war genau in den Bereichen dicker und stärker, die bei depressiven Menschen schwinden und verkümmern« (Miller, 2022, S. 18).

Mich ermutigt diese Studie zu Schutz- und Resilienzfaktoren im Hinblick auf Depressionen, da das Interesse an einer Vernetzung von Psychotherapie und Spiritualität als Ressource im Heilungsprozess ein konstruktiver Schritt ist, um die Notwendigkeit von Begleitung, Beratung und Therapie im Wohlfühlraum jenseits der Problemfokussierung zu betonen und für die Neuvernetzung positiver und angenehmer ganzheitlicher Erfahrungen zu sorgen.

Darüber hinaus wachsen wir als Helfende aus der in der Psychiatrie noch mitunter verbreiteten Grundüberzeugung heraus, dass schwere Erkrankungen wie etwa Depressionen nicht heilbar seien. Wir sind eben alle angehalten, täglich etwas für unsere Gesundheit zu tun und beispielsweise täglich zu beten, sich mit Gott oder dem Universum ganz individuell zu verbinden, sich für eine gewisse Zeit am Tag Zeit für sich selbst zu nehmen und sich auszurichten, zu schauen, was Körper und Geist und der eigene Empfindungsraum gerade brauchen. Und so gehe ich davon aus, dass Imaginationen wie zum Geborgenheitserleben auch andere Wege frei machen, vielleicht auch den zu einer eigenen, selbstbestimmten Spiritualität, mit denen wir mit uns selbst stimmig zur Gesundheit finden können. Ich wäre nicht verwundert, wenn dies auch für die Heilung von chronischen körperlichen Erkrankungen gilt.

Leidet ein Mensch an einer chronischen Erkrankung, scheint es umso notwendiger, wieder zu lernen, sich mit den eigenen möglicherweise noch nicht bewussten Bedürfnissen zu beschäftigen und sich mit ihnen zu verbinden. Dazu gehört nach meiner Ansicht immer wieder die Frage an mich selbst, wie geborgen ich mich im Hier und Jetzt fühle. Auch die Frage, inwieweit ich mich sicher und geborgen fühlen *darf,* wenn das Außen im gesellschaftlichen und politischen Raum besorgniserregend und bedrohlich erscheint wie derzeit, finde ich sehr relevant. Ich brauche in mir einen friedlichen Platz, damit ich mit den Herausforderungen im Außen zurechtkomme. Gleichzeitig beginnt für mich jeder kriegerische Vorgang, jede Abwertung, ignorantes und ausschließlich selbstbezogenes Handeln auch immer im eigenen Herzen, rollt in dafür anfällige Systeme und reinszeniert sich auf die derzeit sichtbare Weise.

Der Mangel an Geborgenheit für ganze Generationen

Die Forschung zu Auswirkungen von Krieg und Flucht hat in den letzten Jahrzehnten auch in Deutschland erheblich an Fahrt aufgenommen. Als Therapeutin bin ich darüber sehr froh, dass sich das Thema der mehrgenerationalen Weitergabe von Lebenserfahrungen durch die Epigenetik- und Traumaforschung aus der Vermutungs- und Spekulationsecke herausbewegt hat. Ich selbst fühle mich im Hypothesenraum wohl, bemerke aber, dass Menschen im Selbsterkenntnisprozess im Rahmen von Beratung, Coaching, Therapie und Supervision eine größere Bereitschaft zeigen, zu sich selbst neue Zugänge zu entwickeln, wenn dies eine wissenschaftliche Fundierung hat. So als unterstütze sie die innere Erlaubnis, um zur eigenen Intuition und zu den eigenen Bedürfnissen zu gelangen und sich selbst eine innere Berechtigung zum Wohlbefinden auszustellen.

Die Verunsicherung im nicht ausschließlich kognitiv gesteuerten Raum, sondern in einem (rechtshemisphärischen) Raum, der mit Ideen, Empfindungen, Möglichkeiten, Ahnungen, Glaubenssätzen und Intuition verbunden ist, sowie Erleben, welches sich nicht rational erklären lässt, hat ihren Ursprung im Kriegserleben und in der Nachkriegszeit mit dem darin notwendigen Einfrieren von Empfindungen. Dazu kam ein faschistisches Erziehungsmodell, welches sich durch viele Generationen hindurch in unserem Kulturkreis aus der protestantisch-asketischen Erziehung von Kindern entwickelt hat. Hier ist mir der Film »Das weiße Band. Eine deutsche Kindergeschichte« von Michael Haneke von 2009 auch vor dem Hintergrund eigener lutherischer Erziehung als wesentlicher »Aha-Moment« sehr lebendig in Erinnerung. Der Film zeigt eindrücklich die Entstehung von Entwicklungs- und Bindungstraumatisierungen durch Beschämung, Demütigung, Missbrauch, Ausgrenzung von und Gewalt an der gesamten Kindergeneration eines protestantischen Dorfes in Deutschland Anfang des 20. Jahrhunderts.

Das aktuell medial in die Beachtung gerückte Wochenkrippen-Modell der DDR ist ebenso eine Folge der faschistoiden Idee, dass bereits Säuglingen in einer kollektiven Erziehung leichter der eigene Wille zu brechen sei und sie in die Anpassung kommen. Die ideologisierte DDR-Diktatur postulierte das Gebot der kollektiven Erziehung nach Makarenko, die in der Sowjetunion propagiert wurde und sich vor allem darauf ausrichtete, dass jeder Mensch der Gesellschaft dienen sollte und dies durch Arbeit, Disziplin und Gehorsam zu erreichen sei. Dass Kinder eigene Bedürfnisse haben und darauf angewiesen sind, dass diese liebevoll beantwortet werden, ist zwar bekannt, aber der Umgang damit hat sich aus meiner Sicht vor allem in der DDR, in der auch ich groß geworden bin, erst mit den Kindern der Kriegsenkel durchgesetzt.

Dieses Erbe und der Mangel an Geborgenheit vorheriger Generationen bezieht sich auf die heutigen Menschen, die nach wie vor auf der Suche nach der Erklärung von Lebensgefühlen sind, die nicht zur Sicherheit ihres Lebens in dieser Zeit passen. Es ist zu vermuten, dass Krieg, Flucht, Gewalt und andere traumaerzeugende Dynamiken in der Menschheitsgeschichte weltweit dazu führten und führen, dass in Familiensystemen vergleichbare Erfahrungen gemacht werden, da Menschen ähnlich auf Traumaerfahrungen reagieren und diese auch ähnlich weitergereicht werden.

Durch die Epigenetik- und Traumaforschung ist heute klar: Das Schweigen, welches sich nach dem Krieg durch die Familien zog, und die Heraus- und Überforderung hinsichtlich Aufbau und Leistung haben der Frage nach Geborgensein keinen Raum gegeben. Die direkte Traumatisierung durch traumatisierte Eltern oder durch Erzieherinnen in Institutionen und/oder die unbewusste Übernahme von verdrängter Angst, Trauer, Schwere, unsteuerbarer Wut und anderen Traumafolgeempfindungen haben dazu geführt, dass nur wenige Menschen in meiner Generation mit Geborgenheit in Kontakt kamen. Das Gegenmodell der antiautoritären Erziehung in der BRD hat Kinder zwar nicht mit Gewaltdynamiken konfrontiert, wohl aber waren sie sich mit den traumatisch entstandenen Lebensgefühlen ihrer Eltern selbst überlassen.

Forschungsfeld 3: Neurobiologische Implikationen und wie das Gehirn und der Körper Geborgenheit lernen können

Plastizität des Gehirns und das Hebb'sche Gesetz

Mein eigenes Studium der Psychologie und viele Grundlagenweiterbildungen, die ich absolviert habe, liegen jetzt länger zurück. Die Grundlagen der Physiologie neuronaler Prozesse haben sich mir erst in den letzten zehn bis 15 Berufsjahren vor allem durch den Zugang zum Hypnotherapeutischen und Hypnosystemischen erschlossen.

Wie und was wir lernen und wie der Körper dabei einbezogen werden kann, braucht ein gesamtgesellschaftliches neurobiologisches Grundverständnis, was seit Jahren von Hirnforschenden wie etwa Gerald Hüther (2015, 2018) für das Lernen in Kitas und Schulen eingefordert wird. Für mich steht dahinter die Frage, wie sich Menschen in jeder Lebensphase mit dem Lernen fühlen und wie sich ihr Körper durch neugiergeleitete Erfahrungen Sicherheitsempfindungen, Freude und Wohlgefühl immer wieder in einem Wechselwirkungsprozess von mentalem und körperlichem Lernen selbst herstellen kann.

Wenn ich an dieser Stelle basales Wissen in Kurzform darstelle, dient dies meinem Bedürfnis, Menschen in Krisen, Leid und Trauer oder ihren Begleitenden einen Zugang zu ermöglichen, der über das individuelle Erleben hinausgeht. Damit entsteht häufig eine Beruhigung im System, und das Leid, der Druck und die anflutenden Empfindungen können besser akzeptiert werden.

Der Dresdner Hirnforscher Gerd Kempermann definiert *Neuroplastizität* folgendermaßen, was meinem systemischen Verständnis sehr entgegenkommt: »Wir verstehen vor allen Dingen die wechselseitige Beziehung von Struktur und Funktion darunter, also wie ändert sich das Gehirn, wenn ich es benutze, und wie verändert das veränderte Gehirn mein Handeln. Und dieser Feedbackmechanismus, den nennt man Plastizität« (zit. nach Brzoska, 2023). Das heißt, dass die Erfahrungen, die ich täglich mache, das Gehirn verändern und dass das veränderte Gehirn neue Erfahrungen möglich macht.

Diese wechselseitige Abhängigkeit von Erfahrung und Gehirnaktivität auf der Nervenzellebene als Grundlage für erfahrungsabhängiges, wechselseitiges Lernen, bekannt als Hebb'sche Lernregel, hat der Psychologe Donald Olding Hebb 1949 formuliert: »›Wenn ein Axon der Zelle A […] Zelle B erregt und wiederholt und dauerhaft zur Erzeugung von Aktionspotenzialen beiträgt, so resultiert dies in Wachstumsprozessen oder metabolischen Veränderungen in einer oder in beiden Zellen, die bewirken, dass die Effizienz der Zelle A in Bezug auf die Erzeugung eines Aktionspotenzials in Zelle B größer wird.‹ Das bedeutet: Je häufiger ein Neuron A gleichzeitig mit dem Neuron B aktiv ist, umso bevorzugter werden die beiden Neuronen aufeinander reagieren.«[6]

Wir Menschen scheinen auf einer intuitiven Ebene Kenntnis davon zu haben, dass neue Erfahrungen und damit auch gute Erfahrungen und Geborgenheitserleben lebenslang möglich sind. Wie anders ist sonst etwa die Hospizbewegung und das Angebot der palliativen Versorgung am Lebensende zu verstehen? Vielen Sterbenden wird durch die liebevolle Unterstützung ein Geschenk der körperlichen und seelischen Versorgung ge-

---

6 Wikipedia-Eintrag »Hebbsche Lernregel«:https://de.wikipedia.org/wiki/Hebbsche_Lernregel.

macht, mit der sie möglicherweise vor dem Hintergrund der eigenen Lebensgeschichte kaum in Kontakt kamen und die sie dennoch am Ende ihres Lebens erleben und lernen können. Mitarbeitende und Begleitende in Hospizen hören nicht so selten von Patient:innen, dass es ihnen so gut wie hier noch nie gegangen sei.

Für das Geborgenheitstraining bedeutet dies, dass ich mich darauf verlassen kann, dass mein Gehirn bei der Imagination von Orten, Menschen, inneren Helferwesen, die mit einem körperlichen Geborgenheitsgefühl verbunden werden, einen Vernetzungsprozess erzeugt, der sich immer weiter selbst bei der Wiederholung dieser Erfahrungen steuert und weiter vernetzt. Die Möglichkeiten der Wiederholung sind immens groß, sobald ich dies bewusst ansteuere.

Die Sehnsucht nach dem hier gemeinten Geborgenheitserleben ist wohl bei allen Menschen vorhanden, unabhängig davon, wie viel sie davon erlebt haben. Es lässt sich bei jeder und jedem erzeugen. Gleichzeitig wird häufig anderes Gelerntes und Vernetztes mitaktiviert, welches im Kontext dieses Erlebens das bisherige Fehlen dieses Gefühls als schmerzhaften Verlust deutlich macht. Wird solch ein Schmerz oder eine Traurigkeit erlebt, klingen diese erfahrungsgemäß beim weiteren Training ab, nämlich dann, wenn der Mangel betrauert und verabschiedet ist. Dies ist im besten Sinne ein Heilungsvorgang. Diese Fähigkeit des Gehirns, sich selbst zu heilen, ist für mich immer wieder ein Faszinosum, und mich erfasst ein Staunen, wie angemessen wir in dieser Welt leben und interagieren könnten, wenn nicht immer wieder der Kreislauf von Krieg, Zerstörung und Verletzung in unseren Gehirnen überwiegen würde.

Hypnosystemik und das Ego-State-Modell

Diese zwei Arbeitsmodelle von Schmidt (2013) und Watkins und Watkins (2019) bilden die Voraussetzungen für den Trainings- und Erlebnisprozess. Der hypnosystemische Ansatz nach Gunther Schmidt beinhaltet die Zusammenführung von systemischen Grundannahmen und der Hypnotherapie nach Milton Erickson. Dabei ist die Selbstgestaltung der Systeme die wesentliche Gemeinsamkeit. Die systemische Betrachtung geht davon aus, dass jeder Mensch Teil eines bzw. mehrerer Systeme ist, dass die Systemereignisse auf das individuelle System wirken und der Mensch auf das System wirkt.

Stellen Sie sich zum Beispiel ihre eigenen verschiedenen Rollen vor, mit denen sie in Ihrem Leben stehen. Sie sind Kind von Eltern (in »Forschungsfeld 2: Was wir aus der Traumaforschung für Krisen, Leid und Trauer lernen können« wurden die vielgestaltigen und lebenslangen Auswirkungen dieser Interaktionen und Wechselwirkungen durch Bindungsmuster beschrieben). Das heißt, dass jedes Kind Teil eines Familiensystems ist und nicht für sich allein existiert. Auch die Eltern sind Teil dieses Systems und reagieren und agieren auf das System bezogen. Wenn Sie in einem Team arbeiten, ist es auch nicht anders möglich, als in Interaktionen mit Kolleg:innen zu arbeiten, die eine wechselseitige Wirkung haben. Diese Interaktionsprozesse, die bewusst und unbewusst stattfinden, sind musterhaft, das heißt, sie laufen in einer früher gelernten und automatisierten Weise ab. Gelingende und dysfunktionale Prozesse zwischen Menschen in Beziehungssystemen sind Teil von individuellen Prozessen im System Mensch und interagieren ebenfalls selbstgestaltend. Die Idee, unwillkürliche unbewusste innere Prozesse in Richtung steuerbarerer unwillkürlicher Prozesse zu beeinflussen und damit auch neue, hilfreiche Interaktionen in äußeren Systemen anzustoßen, ist der

Grundgedanke im hypnosystemischen Denken und Handeln (vgl. Schmidt, 2013).

Auf der individuellen Ebene ist das Ziel des Geborgenheitstrainings, die bewusste und unbewusste Selbstorganisation mittels multisensorischer (das heißt spür-, sicht-, hörbaren und kinästhetischer) Imaginationen dahin zu trainieren, dass körperliche und seelische Bedürfnisse unterstützt werden, mit denen Ängste, Einsamkeits- Depressions- und anderes Beeinträchtigungserleben nach und nach überwunden werden können. Dadurch kann sich die innere Dynamik in Richtung der Erfüllung von Bedürfnissen, Wohlbefinden und Gesundheit auf den verschiedenen Interaktionsebenen entwickeln. Wenn ein Mensch, der Geborgenheitserfahrungen nachholt, sich anders fühlt und sich von dort heraus anders verhält, gestaltet er auch die Beziehungen zu den ihn umgebenden Menschen anders. Er verhält sich beispielsweise selbstfürsorglicher und steht damit weniger der Fürsorge in seinem Bezugssystem zur Verfügung, wenn es die eigenen Grenzen übersteigt. Damit muss sich das Bezugssystem, etwa die Familienmitglieder, mit verändern, indem die Mitglieder im besten Fall selbstständiger werden und Dinge selbst regeln, oder indem Entlastung ins familiäre Leben eingebaut wird. Oder es kommt zu Krisen, Streit, Ärger, auch Trennung, wenn das System im alten Muster bleibt.

Aus der Praxis: Schon einige Zeit arbeite ich mit einer Klientin, die wegen einer nicht behandelbaren und sehr beeinträchtigenden Schluckstörung kam. Im Verlauf der ersten Gespräche stellte sich heraus, dass sie als Mutter zweier inzwischen erwachsener Kinder, als Ehefrau und als Erzieherin im Hort immer gut funktioniert hat. Die eigenen Bedürfnisse liefen unter dem Radar und sie war immer in Sorge um ihren Sohn, der in seiner Pubertät einen problematischen Weg in die Rechtsradikalität genommen hatte. Mit der Arbeit an ihrer eigenen Entwicklungsgeschichte und vielen Fragen danach, wie sie sich eigentlich fühlen möchte, die sehr lange nicht beantwortbar waren, veränderte sich das Körpersymptom, und sie begann sehr vorsichtig, das eigene Lebenskonzept umzustellen. Sie kündigte ihre Arbeit, die sie als Erzieherin dreißig Jahre lang zuverlässig mit einem Herz besonders für die problematischen Kinder verrichtet hatte, weil sie herausfand, dass ihr die Arbeit im Hort schlicht zu laut war.

Sie nahm sensorisch und bewusst ihre inneren Grenzen anders wahr, was sich im Verlauf des Prozesses auf die Dynamik mit ihrem Mann und ihren erwachsenen Kindern auswirkte. Sie beschäftigte sich damit, ob sie in der Beziehung mit ihrem Mann alt werden wollte. Sie wünschte sich in dieser Phase mehrfach, dass ihr Mann und auch die Kinder sich in diesen Prozess einbinden ließen und ein familientherapeutisches Arbeiten stattfinden würde. Dem stand vor allem der Ehemann skeptisch gegenüber, sodass sie die nachfolgenden Veränderungen im System, die ihre deutlich veränderte Selbstwahrnehmung nach sich zog, selbst regulieren musste.

Dazu nutzte sie nach wie vor in größeren Abständen die Sitzungen mit mir, um dann mit ihren Familienmitgliedern in Einzelgespräche zu gehen. So hat sie auf geduldige, sanfte und bewundernswerte Weise den Kurs der Selbstausbeutung mit daran hängendem Familiensystem allein gedreht. Ihr inneres Konzept war, die eigenen Bedürfnisse wahrzunehmen und ihre Grenzen in den Gesprächen immer wieder deutlich zu machen. So sprach sie etwa mit ihrem Sohn und konfrontierte ihn. Bisher war sie dem eher aus dem Weg gegangen und hatte in ihrer Sorge um ihn seine verwahrloste Wohnung geputzt und seine Bierflaschen weggeräumt.

Sie richtete es sich im eigenen Zuhause gemütlicher ein und lernte, sich dort mit sich wohlzufühlen. Seitdem genießt sie es, mit sich zu sein. Sie kommunizierte immer wieder deutlich, dass sie sich für die gestörte Beziehung zwischen Vater und Sohn nicht mehr zuständig fühle, dass sie zwar mit jedem sprechen, aber die Dinge für die beiden nicht klären könne. Inzwischen ist sie dreifache Großmutter und übt auch in dieser familiären Position, nicht in die alte Rolle der allseits Versorgenden zu fallen, auch wenn die Einladungen ihrer Tochter dahingehend vielgestaltig sind. Aus einer Frau, die einen unbewussten Lebensauftrag als »Dienende« hatte, ist eine geworden, die einen identitätsverändernden Weg gegangen ist.

Mir hat dieser Prozess gezeigt, dass Veränderung immer möglich ist, auch wenn das Familiensystem nicht die Motivation hatte, eine Familientherapie zu beginnen. Es brauchte seitens meiner Klientin die Haltung, zu ihren eigenen Bedürfnissen zu stehen und sich die existenzielle Berechtigung zu erarbeiten, sich im eigenen Leben wohlzufühlen, die sie als Kind als selbstverständliches Recht, auf der Welt zu sein, nicht vermittelt bekommen hat. Das innere Ruhebild, in der Sonne auf einem Steg zu sitzen, die Füße im See, hat anhaltend für eine wunderbare Arbeitsatmosphäre gesorgt und konnte gleichzeitig das multisensorische Erleben als Ziel definieren.

Trance und Imagination mit Aufmerksamkeitsfokus nach innen

Ein wesentlicher Begriff für das imaginative Arbeiten ist der Zustand der »Trance«, ein Erlebnisprozess, »bei dem unwillkürliches Erleben vorherrscht, sowohl mit bewusster Wahrnehmung dessen, dass nun gerade mehr unwillkürliches Erleben dominiert, als auch dann, wenn dieses Vorherrschen unwillkürlichen Erlebens nicht bewusst wahrgenommen wird. Trance wird allgemein aufgefasst als Erlebnisweise, in der *im Spektrum des Erlebens von willkürlicher Kontrolle zu mehr unwillkürlicher Selbststeuerung des Organismus* übergeleitet wird« (Beahrs, 1982, zit. nach Schmidt, 2013, S. 19).

In einer hypnotischen Trance zu sein, bedeutet nach dem hypnotherapeutischen Verständnis von Milton Erickson nicht, geistig und bewusst nicht mehr ansprechbar zu sein, sondern durch die Fokussierung nach innen eigene normale Phänomene, die Träumen ähneln, nutzbar zu machen: »Unwillkürliche Prozesse wirken grundsätzlich schneller, effektiver und energetisch auch ökonomischer (man braucht dabei wesentlich weniger Energie für gute Ergebnisse). Beobachtet man z. B. Sportler oder perfekt wirkende Musiker, zeigt es sich, dass sich ihre Bewegungsabläufe im Unterschied zu weniger erfolgreichen KollegInnen als fließender, geschmeidiger erweisen, so als ob es gar nicht sie selbst wären, die sich bewegen oder spielen, sondern so, als ob ›es‹ wie von allein spielen oder sich bewegen würde und ihr bewusstes ›Ich‹ nur als koordinierende steuernde Kraft das Ganze unterstützen würde [... Die Tranceeffekte] wirken umso intensiver, je mehr das Erleben der Beteiligten absorbiert wird in diese quasi automatisiert ablaufenden Prozesse, also je mehr man sich davon erfasst und wie ›versunken‹ erlebt. Wenn diese unwillkürlichen Abläufe in Übereinstimmung erlebt werden mit dem bewussten Wollen des üblichen »Ich«, wird dies fast immer als äußerst angenehm und erfüllend und ganz mühelos empfunden« (Schmidt, 2013, S. 22).

In dieser Beschreibung hypnotischer Tranceprozesse durch Aufmerksamkeitsfokussierung wird das Ziel des Trainings von Geborgenheit deutlich. Auch Sportler:innen und Musiker:innen müssen für die beschriebene Meisterschaft täglich üben und sind in komplexer Weise mit Körper, Geist und Unbewusstem darin involviert. Das Schöne am Geborgenheitstraining und -erleben ist, dass es hier keinerlei Vergleiche mit anderen gibt, keine Leistungsanforderungen, es besonders gut, kreativ oder sinnstiftend zu gestalten, um »Geborgenheitssieger:in« zu werden. Einzig das äußerst angenehme, versunkene mit dem bewussten Ich-Wollen (Schmidt) in Einklang gebrachte Erleben zählt.

Das Ego-State-Modell

Das in der Traumaarbeit entstandene Ego-State-Modell (Watkins u. Watkins, 2019) stellt für mich eine weitere Arbeitsgrundlage für das Erleben von Geborgenheit dar. Es ist ein Modell, welches auf konstruktivistische Weise inneres Erleben in Gestalt von vielen inneren Anteilen ähnlich der Beschreibung eines Familiensystems oder Teamsystems abbildet. Die Pionierin der Familientherapie Virginia Satir hat 1978 (dt. 1988) mit der Betrachtung innerer und äußerer Systeme über »Your many faces« gearbeitet und somit schon sehr früh definiert, dass auch Einzelne Viele sind.

Claire Frederick (2007, S. 1 f.) hat Ego-States definiert als »Energien der Persönlichkeit, die aus der Interaktion mit der Umwelt entstanden sind und oft der Notwendigkeit entspringen, Konflikte zu bewältigen. […] Sie sind kreative Ausgestaltungen des Gehirns als auch der Persönlichkeit im Bemühen des menschlichen Organismus, durch die Welt zu kommen, in der er lebt. Jeder Ich-Zustand besitzt seine eigenen, relativ überdauernden Affekte, Körperempfindungen, Erinnerungen, Fantasien und Verhaltensweisen und er hat auch seine eigenen Wünsche, Träume und Bedürfnisse. Ich-Zustände stehen in ähnlicher Beziehung zueinander wie Familienmitglieder. Obgleich sie voneinander getrennt sind, tauschen sie doch Informationen aus, stehen in ständiger Kommunikation, weisen sich Rollen zu, verfolgen gemeinsame Projekte, Zwecke und Ziele. Wie in Familien kann es auch hier Grüppchen und Allianzen geben und ebenso Feindseligkeiten und Konflikte.«

Wenn bestimmte Erlebnisnetzwerke aktiviert werden, betreten Ego-States oder Ich-Zustände die innere Bühne und zeigen bestimmte Verhaltensmuster in Zusammenhang mit ganzheitlich erfahrenen körperlichen und seelischen Empfindungen, Glaubenssätzen und Gedanken.

So kann ich mir beispielsweise mit dem Konzept vieler innerer Ich-Anteile vorstellen, wie es für mich ist, an einem Arbeitstag morgens aufzustehen. Es gibt einen sehr deutlichen Anteil, der gern liegen bleiben, Kaffee im Bett trinken und Zeitung lesen möchte, die *Gemütliche.* Das Auftreten dieses Ego-State auf der inneren Aufwachbühne ist nicht besonders situationsangemessen angesichts des Arbeitstags. Dann gibt einen, der weiterschlafen will, die *Erschöpfte.* Die beiden sind eher mit meinen körperlichen Bedürfnissen verbunden und damit in einem gemeinsamen Auftrag unterwegs. Sie immer wieder zu überhören wird erzeugen, dass sie lauter und fordernder werden, um mein Überleben zu sichern.

Ein weiterer Ego-State ist die *Disziplinierte,* die mit Lebensaufgaben, Terminen, Arbeit, Geldverdienen, Steuern und Krankenkasse, Miete-Bezahlen usw. verbunden ist und mich zum Aufstehen bringt. Noch ein weiterer Ego-State ist die *Ausgleichende* oder *Mediatorin,* die mit mir in Kontakt ist, wenn ich mein müdes Gesicht in den Spiegel halte. Dieser Ego-State moderiert und sagt mir, wie gern ich meine Arbeit mache, dass das Setting der eigenen Praxis und dieser Unabhängigkeit, in der ich arbeite, ein Geschenk ist, das ich mir selbst gemacht habe. Die *Disziplinierte* und die *Moderatorin* bilden ein Subsystem und bringen mich in den Tag. Dann betritt die *Genießende* die Bühne und die Freude auf den ersten Tee oder Kaffee wird wach.

Eine wesentliche Unterscheidung im Hinblick auf innere Fähigkeiten und Stress im individuellen System lässt sich durch die Entstehung der Ego-States charakterisieren:

1. Entstehung durch normale Differenzierung: Menschen entwickeln an unterschiedliche soziale Situationen angepasstes Verhalten und soziale Rollen. Diese Ego-States sind situationsangemessen und fließend, ermöglichen also kompetentes Verhalten und Erleben.
2. Entstehung durch Hineinnahme von bedeutsamen Anderen: Diese Ego-States entwickeln sich in Abhängigkeit zum Erleben eines oder mehrerer versorgender oder kritischer Ande-

rer, von denen ich im Verlauf meiner Entwicklung abhängig bin oder Abhängigkeit spüre. Dann erzeugen die Erfahrungen im inneren System kritische, abwertende oder loyalitätsbedingte Anteile, die sich aber nicht anfühlen wie eigenständig entwickelte Anteile (z. B.: Ich lächle immer, weil ein Anteil gelernt hat, dass mein mich anpassendes Verhalten aufgeregte Menschen, zum Beispiel meinen Vater, beruhigt und sie sich dadurch auch für mich weniger bedrohlich anfühlen). Diese Anteile sind bewusst, aber weniger fließend und situationsangemessen. Sie sind schlechter steuerbar, werden als störend erlebt und lassen sich nicht einfach verändern, auch wenn ein Änderungsbedürfnis besteht.

Nach meiner Erfahrung sind sie so lange im System nötig und unveränderbar, wie die darunterliegenden unbewussten verletzten oder traumatisierten Ego-States, wie unten unter 3. beschrieben, nicht ins Bewusstsein gekommen sind und integrierbar werden. Das bedeutet, dass jedes situationsunangemessene eigene Verhalten mit alten Verletzungen verbunden ist und daher diese angepassten Ego-States auf der bewussten Ebene gebraucht werden, um darauf hinzuweisen. So ist es zum Beispiel wichtig, zu verstehen, welcher ungeborgene Ego-State mich im Workaholic-Modus hält. Erst wenn beispielsweise die Verletzung, als Heranwachsende anhaltend kritisiert und abgewertet worden zu sein, ein inneres Gegengewicht an Selbstwertschätzung und -anerkennung auf allen Ebenen (mental, emotional und körperlich) erfährt, wird es mir möglich, meinen Kalender selbstfürsorglicher zu gestalten.

Häufig kommen Menschen in die Beratung, weil sie unglücklich sind über eigene Reaktionen und Verhaltensweisen, die ihnen in ihren Bezugssystemen etwa in Familie, Arbeit oder Freundeskreis Stress und Ärger einbringen. Das können Konfliktvermeidung und Flucht, unangemessene Wut und Ärger über »Unzulänglichkeiten« anderer, körperliche Schwäche und häufiges Kranksein, massive Sorge usw. sein. Dann zu verstehen, auf welche Verletzung, die nicht bewusst und meistens in der Vergangenheit entstanden ist, dieses gefühlt unangemessene Verhalten hinweist, kann die Funktion und Notwendigkeit dieser Ego-States, die über Anpassung entstanden sind, erklären.

3. Entstehung durch Trauma: Diese Anteile sind nicht bewusst, weil sie als Reaktion auf traumatisierende Erfahrungen entstanden sind, in denen ein Lebensbedrohungserleben vorhanden war. Diese tief seelisch und körperlich verletzten Anteile müssen zum Überleben des Systems verdrängt werden und benötigen Ego-States, die das Bewusstwerden verhindern. Sie zeigen sich im Verlauf des Lebens als unsteuerbare emotionale Ausnahmesituationen, deren Ursache meist nicht erinnert wird. Dann agieren schützende Ego-States, die eine Distanz herstellen, da sich das System nach wie vor bedroht fühlt, obwohl die Bedrohungssituation nicht mehr stattfindet (vgl. Dietrich, 2016).

Zusammenhang von Ego-States mit Geborgenheit und Trauma

Im Erlernen von Geborgenheit braucht es das Zusammenspiel kompetenter und schützender Ego-States im inneren System. Nach Luise Reddemann brauchen die traumatisierten Anteile sehr lange die Erfahrung von Schutz und Aufgehobensein im Hier und Jetzt. Sie weist darauf hin, dass es viel Sicherungs- und Stabilisierungsarbeit im Rahmen von Ego-State-Therapie mit psychoimaginativen Bestandteilen braucht, um die verletzten, traumatisierten, unversorgten, unbeschützten Anteile in die Geborgenheit zu bringen. Die traumatisierten Anteile weiterhin ungeschützt, unversorgt und ungeborgen anzusprechen und damit altes Traumaerleben im Sinne einer Traumakonfrontation zu aktivieren, wird in der Ego-State-Arbeit abgelehnt (vgl. Reddemann, 2008).

Nicht alle Menschen, die in die Praxis kommen, sind traumatisiert und müssen traumatisierte Anteile integrieren lernen. Dennoch ist das Herangehen, den kompetenten Erwachsenen jüngere bedürftige, ängstliche, traurige, verlassene Anteile mit einem Geborgenheitserleben versorgen zu lassen, für alle meine Klient:innen hilfreich. Nicht immer gelingt eine ausführliche Imagination, wie in den nächsten Kapiteln beschrieben, aber Bestandteile und neue sensorische Erfahrungen, etwa mit der Frage, wo im Körper genau dieses Empfinden spürbar wird, lassen sich immer in ein Gespräch einflechten.

Im Arbeiten mit Ego-States ist mir besonders die kontinuierliche Installation der *kompetenten Erwachsenen* durch Aktivierung *selbstversorgender und selbstbeschützender Anteile* wichtig. Dadurch entstehen Selbstwirksamkeit, Selbstverantwortung und Selbstschutz, um sich in Geborgenheitserfahrungen selbst beheimaten zu können. Wenn alte Krisenerfahrungen, in denen bisher Ängste, Verlassenheitserleben, Verzweiflung und Ohnmacht die Oberhand hatten, die innere Bühne betreten, sollte zu spüren sein, dass ich mich selbstgesteuert in Sicherheit und Geborgenheit hineinbegeben kann.

Abschnitt 2: Arbeit mit »Geborgenheit« im Prozess der Krisenbegleitung

»Die Ressourcen, die du brauchst, findest Du in deiner eigenen Geschichte.«
(Milton Erickson)

Auftragsklärung

Wenn sich Menschen in eine Situation begeben, in der sie »bekennen«, dass sie allein nicht weiterkommen, bekommen die Helfenden zunächst eine Frage, ein erlebtes Problem und, wenn man danach fragt, die eigenen Theorien über die Entstehung des Problems und bisherige Lösungsversuche berichtet. Aus systemischer Perspektive haben die Helfenden dann noch nichts davon gehört, welche Veränderung oder Entlastung gewünscht, dringend benötigt oder in der Zusammenarbeit erarbeitet werden soll. Mitunter werden Helfende dazu aufgefordert, genau das zu benennen. Da wir aber so keinen an den Bedürfnissen und Zielen der Klient:innen orientierten Prozess entwickeln können, bei dem die zu Begleitenden die selbstverantwortlichen Expert:innen ihres eigenen Lebens bleiben, ist ein überaus wichtiger Schritt auch für die spätere Möglichkeit, Geborgenheitserleben zu etablieren, einen Arbeitsauftrag zu erarbeiten.

Dies ist ein gemeinsamer Prozess, bei dem es zunächst darum geht, wirklich Wichtiges und Relevantes im Erleben, was oft noch nicht auf der rationalen, bewussten Ebene spruchreif ist, zu identifizieren. Es geht darum, die Frage hinter der Frage in den bewussten Raum zu bringen und damit einen stimmigen Auftrag für die gemeinsame Arbeit zu erhalten, die auf kurz-, mittel- und langfristige Ziele hin ausgerichtet ist. Dies stellt vor allem in der Arbeit mit Menschen, die in Krisen kommen, körperliches und seelisches Leid spüren und im Hier und Jetzt nicht zurechtkommen, eine Herausforderung dar. Die zu Begleitenden hoffen selbstverständlich auf eine Entlastung ihres aktuellen

Erlebens *und* ziehen uns, unbewusst und völlig unbeabsichtigt, nicht selten mit hinein in ihr Erleben von Schmerz, Anstrengung, Kampf und anderen Empfindungen. Wir können aber nur unterstützend sein, wenn wir in uns eine Metaebene aufrechterhalten können, die uns den Prozess steuern lässt.

Die Auftragsklärung stellt ein zirkuläres Instrument dar, welches den Anfang und auch das Ende des Kontakts kennzeichnet. Mir ist das deshalb so wichtig, weil es eine klare und eindeutige Überprüfung ermöglicht, ob wir an dem arbeiten, was für die oder den zu Begleitenden wichtig und relevant ist, und ob ich mich nicht in meinen Hypothesen oder meinen ganzheitlichen Vorstellungen vom »Richtigen« verlaufe. Der Pendelprozess zwischen dem Mitfühlen und der Frage, welche Intervention gerade bei tiefem Leid, Trauma und Trauer hilfreich sein könnte, braucht Übung und die ständige Bereitschaft, Interventionsangebote für mein Gegenüber auswählbar zu machen.

Wichtig ist auch, sich in der Prozesssteuerung eine parallel laufende Überprüfung der Arbeit am Auftrag zu ermöglichen. So helfen beispielsweise Fragen, ob an dem gearbeitet wird, was relevant und wichtig ist, ob der Körper sich sicher und vielleicht auch schon etwas wohler fühlt, mit welchem Erleben der gemeinsame Kontakt beendet werden könnte mit dem Eindruck, dass es hilfreich war, was genau passieren könnte, damit schon kleine Unterschiede zum mitgebrachten Leid spürbar werden und wie diese bemerkt werden könnten.

Für das Anbieten und Gelingen der Intervention des »Geborgenheitstrainings« braucht es genau diese Augenhöhe. Sie soll eingebettet sein in eine vereinbarte sichere Arbeitsbeziehung und klar zu der Anliegenwelt der oder des zu Begleitenden passen.

Die Balance zwischen Mitgefühl und professioneller Distanz ist gerade bei den Klient:innen, die großes Leid erleben, und dies schon lange, oft schwer zu finden. Es braucht viel eigene innere

Stabilität und Geborgenheitsempfindungen, um in diesem Prozess nicht in eine Selbstzweifelresonanz zu geraten. Eine fundierte Auftragsklärung bringt beide Aspekte, die des Mitgefühls (»ich möchte wirklich verstehen, was dir helfen könnte«) und die eigene professionelle Distanz (»ich werde diesen Prozess sichernd steuern«), in eine Balance und stellt die Grundlage für die im gemeinsamen Prozess hoffentlich entstehende Entlastung dar. Daher betrachten Sie bitte die nächsten Kapitel als Aspekte einer gelingenden Auftragsklärung, in der schon viele Interventionen untergebracht sind, die zum Geborgenheitstraining hinführen können.

Schaffung eines äußeren sicheren Ortes für Krisen, Leid und Trauer

Zu meiner ersten Routine beim Betreten meiner Praxis gehört, den Wasserkocher für Tee anzuschalten und der Frage, wie aufgehoben ich mich hier und heute selbst fühle, nachzugehen. Ich definiere meine Rolle als solche, die einen Raum und sich selbst so vorbereitet, dass es ums Reisen ins Wohlbefinden gehen kann. Da dieser Weg ein Prozess ist, der bereits im Verlauf einer Sitzung stattfinden kann, bei schwerem Leid und Trauma manchmal auch Jahre dauert, möchte ich von Beginn an die zuverlässige Garantin einer sensorisch, nonverbal und verbal sichernden Umgebung sein: So kann eine Blume auf dem Tisch, ein warmer Tee, ein kühles Wasser, ein selbst gewählter und veränderbarer Platz im Raum, je nach Bedürfnis und Körpersignalen sitzend, liegend, stehend oder gehend, eine Wärmflasche, ein Kissen oder eine Decke die Einladung darstellen, die Sinne vielleicht auch nur für einen Moment zu entlasten. All das hat Zeit zu Beginn der Sitzung. Mein Signal in Richtung des selbstbestimmten Arrangierens von Wohlfühlaspekten ist sowohl eindeutig als auch flexibel.

Die helfende Haltung und das Eigene

»Menschen in existenziellen Krisen begleiten. Selbstbegegnung, Orientierung und Haltung« – dieses von Petra Rechenberg-Winter 2022 veröffentlichte Buch bietet hinsichtlich des eigenen helfenden Herangehens eine wunderbare Grundlage für den Umgang mit sich selbst und die Möglichkeit, sich selbst zu coachen. Ergänzend dazu möchte ich als Vorbereitung dazu, achtsame Geborgenheitsbegleitung anzubieten, einige mir wichtige Aspekte in diesem Kapitel ansprechen und Übungen anbieten, die Helfende in einen »Geborgenheitsprozess« mit sich selbst bringen können.

Alexander Trost (2018, S. 206) hat die oben beschriebene Balance in der Arbeitsbeziehung als Erzeugen einer »Metastabilität« bei gleichzeitiger Entwicklung von Neuem bezeichnet und dies auch in Abhängigkeit von eigenen Bindungserfahrungen der Helfer:in postuliert. Je länger ich mich mit der Frage beschäftige, wie viel Sicherheit Menschen in einer Beratungs- und Therapiesituation brauchen, desto mehr entscheide ich mich für das Erzeugen einer »Metastabilität« auf allen Ebenen und nehme vom systemischen »Verstören« dahingehend Abstand, dass es zunächst keine Verstörung auf emotionaler und körperlicher Ebene gibt. Meine Erfahrung ist, dass der Mensch, der mir gegenübersitzt, ein eingebautes System für die Balance hat, bedrohliches Neues oder Altes fernzuhalten und nur »Verstörung« zuzulassen, wenn der Körper und das Unbewusste sich sicher fühlen.

Gleichzeitig hat der Mensch es geschafft, an diese Stelle in seinem Leben zu kommen, wo er jetzt ist, und sich auf einen Termin mit mir einzustellen, in dem er bekennt, dass er es derzeit nicht allein schafft, weil das Leid zu groß, die Dinge zu wenig verstehbar, die eigenen Reaktionen oder die relevanter Anderer nicht einsortierbar sind. Der systemische Familientherapeut

Jürgen Hargens hat eine viel zitierte Aussage getroffen und auch ein Buch dazu geschrieben: »Bitte nicht helfen, es ist auch so schon schwer genug« (2019). Für alle Krisenbegleitungen gilt für mich dementsprechend, genau auszuloten, an welcher Stelle und mit welchen eigenen Krisenbewältigungsfähigkeiten der vor mir sitzende Mensch tatsächlich Unterstützung braucht. Die Selbststeuerung in der Krisensituation von Beginn an zu unterstützen ist auch für ein möglicherweise später formuliertes Angebot zum Geborgenheitserleben und -training unerlässlich. Nicht selten kommen wir mit schnellen Lösungsideen oder bieten an, was *wir* denken, was helfen könnte, ohne genau zu schauen, ob das als passend und hilfreich empfunden wird.

Wie aber komme ich als Helfer:in in eine kompetenzorientierte, offene, unterstützende Haltung, mit der ich *aushalte,* dass es gerade in schweren Krisen keine schnellen Lösungen oder Veränderungen geben kann und es trotzdem wichtig ist, dass ich da bin? Eine meiner Antworten darauf ist die anhaltende Selbsterfahrung und die Auseinandersetzung mit der eigenen Biografie und mit dem eigenen Leid:

- Wie viel Sicherheit und Geborgenheit habe ich selbst erfahren?
- Wie habe ich es selbst geschafft, mit meinem eigenen Leid umzugehen, und wie schaffe ich es, wach und offen dafür zu sein, dass auch ich Unbewältigtes in mir habe?
- Wie gehe ich damit um, wenn mich Erlebnisse und Erfahrungen der zu Begleitenden in eine emotionale Situation bringen, in der ich *unbedingt* helfen will, wütend oder ungeduldig werde, abschalte, müde werde und schnelle Lösungen oder Verhaltensideen auf den Lippen habe?
- Was mache ich, wenn ich Schicksale und ungelöstes Leid mit nach Hause nehme?

Gern möchte ich Sie als Leserin oder Leser an dieser Stelle zu einer ersten Übung einladen. Alle hier folgenden Übungen können Sie auch im Onlinematerial zu diesem Buch finden (jeweils gekennzeichnet mit [↓]).

Übung: Liebevolle Selbstreflexion [↓]

Nehmen Sie sich einen Zettel und einen Stift und betrachten Sie in liebevoller Selbstannahme, wo in Ihren Krisenbegleitungen Ihre Kompetenzen und Sollbruchstellen liegen:

- *Was gelingt Ihnen in Begleitungen besonders gut?*
- *Mit welchen eigenen, vielleicht besonderen Fähigkeiten stellen Sie dies her?*
- *Für welche Menschen, welche Lebenserfahrungen, welche Zusammenhänge bei zu Begleitenden betrachten Sie sich als hilfreich und unterstützend?*
- *Wie nimmt Ihr Körpersystem dies wahr?*
- *In welchen Lebenszusammenhängen haben Sie diese Fähigkeiten erlernt?*
- *Wie wertschätzend gehen Sie mit diesen Kompetenzen um?*
- *Was können Sie besonders schwer aushalten und wie gehen Sie jeweils damit um?*
- *In welchen Momenten reagieren Sie wiederholt nicht so, wie Sie gern reagieren oder agieren würden?*
- *In welchen Zusammenhängen gibt Ihr Körper ein Zeichen, dass es sich in ihm nicht stimmig anfühlt und Sie dies gegebenenfalls übergehen?*
- *In welchen Momenten sind Sie wiederkehrend vielleicht unangenehm berührt, ärgerlich oder ungeduldig oder wollen aus der Situation heraus?*
- *Wie viel und was erwarten Sie von sich selbst, wenn Sie Krisen begleiten?*
- *Wie gehen Sie damit um, wenn Sie erleben, nicht hilfreich zu sein oder dieses Feedback bekommen?*
- *Wie sehr und wie »frisst« es Ihren Selbstwert an, wenn Sie*

den Eindruck haben, »nicht ausreichend« oder »nicht richtig« geholfen zu haben?

- *Wie heißen die individuellen Trigger, die Ihnen zeigen, dass Sie Selbstfürsorge innerhalb und vor oder nach Gesprächen benötigen?*

Diese Fragestellungen lassen sich möglicherweise auch gut für den Austausch mit anderen Helfenden in Teambesprechungen, Intervision, Supervision oder Fortbildungen mit dem Auftrag der Selbstreflexion und -versorgung nutzen.

Eigene Reaktionen und Resonanzen gehören zum Prozess und sind in bewusster und unbewusster Weise in Interaktion, völlig unabhängig davon, wie lange wir in diesem Feld arbeiten und wie viel Erfahrung wir mitbringen. Das zwischenmenschliche Moment bekommt durch den Einbezug der eigenen Reaktionen und Empfindungen in der Begegnung eine andere Aufmerksamkeit, als dies nach meiner Erfahrung in helfenden Kontexten häufig der Fall ist. Außerdem lässt sich die eigene Resonanz der Helfenden, so sie uns bewusst wird, als hilfreiches Angebot für den inneren Prozess der zu Begleitenden nutzen, wenn sie zur Verfügung gestellt wird. Die zu Begleitende bekommt ein Angebot, wie sich Aspekte *auch* anfühlen, bebildern oder beschreiben lassen können, und kann dies als für sich hilfreich in das eigene Erleben einbauen oder es als nicht für sich selbst stimmig bei der Helfenden lassen.

Dabei habe beobachtet, auch bei mir selbst, dass es nicht selten einen »Perfektionismus« auf der Helfer:innenseite gibt, den Prozess mit für die andere Seite »richtigen« Annahmen, Betrachtungen oder Einschätzungen zu gestalten, was aber in der Selbstbetrachtung mit einem eher kritischen und wertenden Anteil verbunden ist und damit sowohl die Offenheit des eigenen Erlebens der zu Begleitenden als auch die liebevolle Selbstannahme einschränkt.

Momente, die die eigenen vor allem unbewussten biografischen Erfahrungen aktivieren, können bereits oder vielleicht besonders in den ersten Minuten eines Krisengesprächs auftreten, da die Krise und das Leid vollumfänglich in den Raum getragen werden und noch nicht gemeinsam »dekonstruiert« werden konnten. Und so kann es sein, dass ich von Beginn an Sicherungs- und Selbstfürsorgetools für mich brauche, die ich bereits trainiert und vernetzt habe, bevor ich überhaupt professionell klären kann, was von mir benötigt wird, was meine Rolle und Aufgabe sein könnte und welches Ziel zu entwickeln ist.

Selbstsicherung in Krisenbegleitungen für Helfende

Für mich selbst habe ich herausgefunden, dass meine eigenen inneren verletzten jüngeren Anteile nicht selten die Bühne betreten, wenn ich mich besonders im Mitgefühl und in der Leidresonanz mit meinem Gegenüber befinde. Der erste, schwere Schritt ist, dies zu realisieren und nicht zu erschrecken, sondern dies aus einer *beobachtenden inneren Position liebevoll wahrzunehmen.*

Diese innere Beobachtungsposition ist eine wesentliche Bedingung für die liebevolle Selbstannahme und ein mögliches Geborgenheitserleben für die nachfolgende eigene Versorgung der Anteile, die unangenehm oder schmerzhaft aktiviert werden und mich möglicherweise aus meiner professionellen Haltung herausbringen oder mein Kompetenzerleben einschränken. Diese Beobachtendenposition braucht Training und Wiederholung, damit wir in eine reflektierte Haltung zu uns selbst kommen und darin bleiben können, ohne uns emotional zum Selbstschutz abzuschalten oder in eine Selbstwertverhandlung zu geraten. Sie dient der Selbstsicherung. Der erwachsene, steuernde Anteil kann aktiv bleiben und wir rutschen nicht in das ganzheitliche Erleben des aktivierten Leidanteils hinein.

Luise Reddemann hat die innere Beobachtendenposition in ihren Büchern ausführlich beschrieben. Sie macht mit dieser Technik eine klare fachliche Absage an ein traumakonfrontatives Vorgehen, das Erlebte nochmals leidvoll zu erfahren. Durch diese Vorgehensweise ist ein »schonender« und »sanfter« Kontakt zum Erlebten möglich, was Heilung ermöglicht (vgl. Reddemann, 2007, S. 115).

Bevor Sie im Kontakt mit Menschen in Krisen, Leid und Trauer die Möglichkeiten und Vorgehensweisen nutzen, die ich hier beschreibe, möchte ich betonen, wie wichtig es ist, dass Sie nichts tun, was Sie nicht selbst in Weiterbildungen gelernt oder mit sich in der Selbsterfahrung ausprobiert haben. Es ist wichtig, dass Sie einerseits überzeugt von dem sind, was Sie anbieten, und die Wirksamkeit selbst erfahren haben, und sich andererseits bewusst sind, dass das Gegenüber dies aufgrund anderer Erfahrungen, Hintergründe und anders gelagerter Bedürfnisse völlig anders erleben und anders darauf reagieren kann. Sie können für Ihre eigene Sicherheit auch alle Übungen erst mit sich und dann mit Menschen aus Ihrem System ausprobieren. Sie werden erleben, wie unterschiedlich sich die Übungen jeweils gestalten.

Ich habe in meinem Berufsleben schon des Öfteren von Klient:innen gehört, dass sie von Kolleg:innen, ob approbiert und kassenzugelassen, heilpraktisch oder in Therapie-, Beratungs-, Coachingkontexten tätig, Haltungen, Vorgehensweisen und Techniken angeboten bekommen haben, von denen ich überzeugt bin, dass diese Kolleg:innen sie niemals an sich selbst erleben möchten. Schon vor langer Zeit habe ich mich entschieden, nur das anzubieten, was ich selbst als förderlich und hilfreich erlebe und was mir selbst guttut oder guttun würde. Daher ist für mich jede Art von Kritik an Klient:innen in einer gemeinsamen Sitzung ausgeschlossen. Wenn Menschen sie dennoch hören, insbesondere wenn ihr Selbstwert durch ihre Lebenserfahrungen geknickt oder instabil ist, mache ich mich immer mit der Frage auf den Weg, wie wir im hypnoimaginativen Geborgenheitserleben ankommen können, damit das, was von meiner Seite kommt, nicht als Angriff, Abwertung oder Beschämung erlebt wird.

Ich möchte Sie als Begleiterin oder Begleiter an dieser Stelle zu einer weiteren Übung einladen.

Übung: Installation eines beobachtenden Anteils[7]

Schritt 1: Suchen Sie sich einen guten Platz, an dem Sie sich körperlich und mental sicher fühlen. Lassen Sie sich Zeit, diesen äußeren Platz zu finden. Dem Körper soll es gut gehen, und dafür braucht er sensorische Informationen, die den kinästhetischen und den Sinn im Raum ansprechen. Es soll ausreichend warm oder kühl sein, die Füße und Hände sollten eine angenehme Temperatur haben.

Schritt 2: Wenn Sie diesen Platz gefunden haben, schließen Sie die Augen oder konzentrieren den Blick auf einen angenehmen Punkt. Spüren Sie im Hier und Jetzt nochmals, wie Sie sitzen oder stehen (liegen würde ich für diese Übung nicht empfehlen), und konzentrieren sich für einige Momente auf Ihren Atem, der ruhig und gleichmäßig fließt.

Viele kennen dieses Vorgehen aus Entspannungs- oder Meditationsverfahren. Der parallel laufende Fokus auf das Hier und Jetzt und die körperlichen Empfindungen sind der wichtigste Anker und damit eine selbstsichernde Kompetenz, die für die Installation der inneren Beobachtendenposition wesentlich ist (vgl. Reddemann, 2007, S. 115 ff.). Menschen, die regelmäßig Entspannung und Meditation üben (z. B. im Yoga), haben diese

7 Nach Reddemann, 2007.

Fähigkeit der parallel laufenden körperlichen Selbstsicherung schon trainiert und können sie nun anwenden.

Schritt 3: Angenommen, dass es auch in Ihrem klugen System einen Anteil gibt, der es Ihnen möglich macht, auf schwierige, leidvolle oder angstauslösende Situationen mit Sicherung und Ruhe zu reagieren, dann lade ich Sie ein, eine solche schwierige Situation zu erinnern, und sobald sie auftaucht, innerlich in eine Beobachtendenposition zu gehen.

Ich lade Sie in Ihr eigenes inneres Theater ein, und zwar direkt in den Zuschauerraum. Bevor Sie einen Platz auswählen, schauen Sie sich um in Ihrem inneren Theater. Betrachten Sie die Sitzreihen und die Farben der Sitze (meine Sitze sind immer samtig-königsblau mit einer goldenen Krone auf der Rückenlehne), schauen Sie sich die Größe des Theaters und der Bühne an. Betrachten Sie die verwendeten Materialien und die Details in Ihrem individuellen inneren Theater.

Schritt 4: Wählen Sie sich einen vorläufigen Platz aus im Zuschauerraum. Sie werden sich im nächsten Schritt die schwierige, leidvolle, kritische oder angsteinflößende Situation auf der Bühne anschauen können. Bitte entscheiden Sie sorgfältig und mit der Idee, es auszuprobieren, mit wie viel innerem Abstand, das heißt an welcher Stelle im Zuschauerraum, Sie dazu in der Lage sind, ohne in den Sog von alten Leidempfindungen, Schmerz oder Angst zu geraten. Es kann sein, dass Ihr kluger innerer Seismograf Ihnen einen Stehplatz direkt an der Tür empfiehlt oder Sie sich in der Mitte der hinteren Sitzreihen ausreichend sicher fühlen.

Auf der Suche nach der inneren sicheren Beobachtungsposition geben Sie sich die Möglichkeit, mit sich selbst ins *Mitgefühl* zu gehen *und* sich den Zugang zur eigenen *Kompetenz,* sich in Ihrem Leid *gut zu versorgen*, zu erhalten. Wenn wir in schweren Situationen im Leben in ebenso schweres körperliches oder seelisches Leid geraten, versperrt sich oft der Zugang zu unseren bereits gelernten Bewältigungsstrategien und wir fühlen uns dem Leid und dem Schmerz ohnmächtig ausgeliefert. Menschen, die gelernt haben, ihre Empfindungen abzuspalten und nicht mehr zu spüren (vgl. Abschnitt 1, »Desorganisierte Bindung und gesundheitliche Folgen im Leben mit traumatischen Bindungserfahrungen«), haben über diese Beobachtendenposition ebenfalls die Möglichkeit, in einen steuerbaren Mitgefühlskontakt zu angsteinflößenden und scheinbar nicht bewältigbaren Empfindungen zu kommen.

Schritt 5: Nun richten Sie sich auf Ihrem gewählten Platz ein und spüren die Sicherheit durch den imaginierten Abstand, auch wenn sich das Leid, die Angst oder was Ihnen in der Erinnerung an Ihre Belastungssituation begegnet, weiterhin mit im Theater befindet. Spüren Sie in Ihrem Körper das Erleben von Sicherheit aus der Distanz des Beobachtendenplatzes. Finden Sie heraus, welcher Körperteil (z. B. Kopf, Brust, Bauch, Beine, Arme) am deutlichsten auf Sicherheit reagiert und wie genau sich diese Empfindung anfühlt (z. B. warm, fest, fließend, der Atem ist leichter).

Für alle weiteren inneren Kontakte mit Ihrem Leid, Ihrem Schmerz, Ihrer Angst können Sie diesen körperlichen Anker dann jederzeit aktivieren und die entwickelte Fähigkeit, sich zu beobachten (und die braucht tägliches Training), immer wieder nutzen. Im weiteren Verlauf habe ich die Möglichkeit, mir als Begleiter:in den bereits schon häufiger imaginierten Geborgenheitsort oder auch nur ein Detail davon ins Bewusstsein zu rufen und mich selbst zu sichern, während ich weiter mit dem Prozess der Klient:innen beschäftigt bin. Je besser es mir selbst gelingt, die Distanz oder Nähe zu meinem alten Leid zu regulieren, desto flexibler und schwingungsfähiger erlebe ich mich im Umgang mit allen Emotionen und Resonanzen, die in den Raum kommen, ich kann sie besser zuordnen und aufmerksamer den weiteren Prozess steuern.

Falls meine eigenen inneren Leidanteile im Begleitungsprozess stark angesprochen werden, dann habe ich auch gute Erfahrungen damit gemacht, den Begleitungsprozess zu unterbrechen und meinem Gegenüber die Information zu geben, dass bei mir etwas ausgelöst wurde, was ich erst versorgen sollte, bevor meine Aufmerksamkeit wieder auf die andere Seite geht. Dadurch schwingt die Frage des Sich-sicher-und-geborgen-Fühlens bereits an dieser Stelle zwischen beiden Personen im Raum und zeigt sich als etwas, was jeder Mensch im Grunde in jeder vorstellbaren Situation braucht. Und so gestaltet sich möglicherweise auch ein Auftrag, in dem es als kleinster gemeinsamer Nenner darum gehen könnte, in großem Leid Sicherheit auf allen Ebenen zumindest in der Begleitungssituation zu erleben und das eigene Leid nach und nach steuern zu lernen. Mir ist bei Prozessunterbrechungen, die meiner eigenen Sicherung dienten, noch nie Ärger oder Unverständnis bei Klient:innen begegnet, wenn ich dies als für mich notwendige Maßnahme für diesen Moment transparent gemacht habe. Mitunter war dann im weiteren Prozessverlauf eher zu besprechen, dass es keinerlei Verantwortung bei den zu Begleitenden gibt, wenn sich durch unsere Arbeit in mir etwas Schwieriges zeigt, weil manche mit einem schlechten Gewissen oder Schuldgefühl reagieren.

Dies sorgfältig nachzubesprechen, dient auch wiederum der Sicherung der Arbeitsbeziehung, weil dann deutlich wird, dass auch psychologisch geschulte, vielleicht als »Expert:innen« eingestufte Menschen »Störfelder« haben, die mitunter auch unerwünscht zum Vorschein kommen und dann eine sichernde Steuerung benötigen. Dazu kommt, dass der offene und gleichzeitig selbstsichernde Umgang oft genau das sein könnte, was Klient:innen sich auch in ihrer krisenhaften oder leidvollen Lebenssituation für sich wünschen: die eigenen Empfindungen liebevoll steuern zu können und sich, und wenn auch zunächst nur für kleine Momente, mit sich sicherer zu fühlen. Mit der wachsenden Kompetenz, mich selbst zu steuern und auch innerhalb der Krisenbegleitungen gut für mich zu sorgen, kann ich mich dann auch für die Rolle der Sicherheit Gebenden in dem jeweiligen Kontext auf vielen Ebenen entscheiden. Ich kann wachsam dafür sein, wie viel Sicherung es braucht und wann Neues erfragt und einbezogen werden kann.

Innere Steuerung entwickeln

Für das ganzheitliche Erfassen, wie und womit wir in der Begleitung unterstützend sein können, ist eine Differenzierung des vorgetragenen Leids notwendig. Wir können nicht wissen, was genau individuell benötigt wird, um Entlastung, Erleichterung und möglicherweise bessere emotionale Steuerung zu erleben. Für mich ist es eine Frage des Respekts, nicht zu wissen, sondern dem individuellen Erleben durch eine Einladung zum Erzählen Raum, Zeit und, wie schon beschrieben, ausreichend Sicherheit zu geben. Diese entsteht erfahrungsgemäß auch dadurch, dass ich zu Beginn des Kontakts die Erlaubnis erbitte, gegebenenfalls unterbrechen zu dürfen, wenn ich den Eindruck habe, dass es der Klientin während ihres Erzählens körperlich nicht gut geht, sie unruhig ist, das Problemerleben sich durch die Erzählung verstärkt und keine sicht- und spürbare Entlastung entsteht. Ich erfrage dann das körperliche Erleben und das Bedürfnis nach Entlastung. Ist dies nicht möglich dadurch, dass die Klientin ausreichend inneren Abstand zum Berichteten empfindet, würde ich die folgende Intervention als nächsten Arbeitsschritt vorschlagen. Die Intervention erkläre ich und frage, ob es für sie Sinn ergibt, das zunächst zu tun.

Die Aufgabe im gemeinsamen Prozess lässt sich folgendermaßen beschreiben: Wir legen gemeinsam noch heute wirksames und lebenserschwerendes Erlebtes mittels eines gemeinsam gefundenen Symbols, oder indem wir es auf eine Moderationskarte schreiben, in die Mitte des Raums und betrachten es zusammen. Wir gehen gemeinsam darum herum und verändern Nähe und Abstand, indem wir uns von dem Symbol oder der Moderationskarte durch Zurückgehen entfernen. Ab einem bestimmten Punkt im Raum lässt das Bedrohliche und heute noch Wirksame nach und mehr Sicherheit entsteht, obwohl sich das Leid- und Schmerzvolle nicht verändert hat. So finden wir gemeinsam heraus, was am leid- oder schmerzvollsten die Bühne bespielt und damit am deutlichsten Beachtung, Wärme, Trost, Nähe, Versorgung oder inneren Abstand braucht. Die Verantwortung der erwachsenen Klientin, mit der ich arbeite, ist es nun, das schmerzvolle Erleben anderer, möglicherweise jüngerer oder kindlicher Anteile so zu steuern, dass diese genau das erfahren, was sie benötigen. Dazu entwickeln wir im nächsten Schritt einen Anteil, der diese Verantwortung übernimmt und sich dem gewachsen fühlt. Dann stellen wir den Kontakt zum jeweiligen Bedürfnis der erschütterten, verängstigten und leidvollen Anteile her und überlegen, wie diese Anteile in die Geborgenheit, zumindest aber in mehr ganzheitlich erlebte Sicherheit gelangen können. Der Körper ist dabei der wichtigste Schlüssel, da er alles an Erfahrungen abgespeichert hat und über Körpersignale, die wir sehr detailliert besprechen, den Weg in mehr Sicherheitserleben weist.

Je öfter die Positionierung des liebevollen Beobachtens vorher möglich ist, umso leichter wird der Zugang zum steuernden Anteil, der ein anderer sein kann als der beobachtende. Die Steuerung wahrzunehmen und sie nach und nach zu trainieren, ist eine wichtige Aufgabe in der Begleitung. Die meisten Menschen benötigen und suchen genau in den Momenten Unterstützung, in denen ihnen das Gefühl, sich selbst steuern zu können, nicht mehr zur Verfügung steht.

Es folgt die Einladung zur nächsten Übung für Sie als Begleiterin oder Begleiter, nachdem Sie den beobachtenden Anteil installiert haben und er Ihnen vertraut und Sie ihm vertrauen.

Übung: Innere Steuerung installieren und spüren

1. Während Sie wieder in Ihrem imaginierten Zuschauerraum sitzen, Ihre innere Bühne betrachtend, spüren Sie die Sicherheit der gesunden Distanz zu ihr. Achten Sie auf den Impuls, dem Geschehen dort auf der Bühne eine andere Richtung zu geben, dem dort leidenden, ängstlichen, traurigen oder eingefrorenen Anteil Schutz, Trost, Wärme geben zu wollen. Denken Sie sich in die Möglichkeit hinein, das Erlebte aus dem Abstand heraus auf eine andere Weise zu steuern und schon lange vorhandenen Sehnsüchten und Bedürfnissen selbst eine andere Antwort zu geben.

2. Geben Sie dieser Steuerungsempfindung einen Platz im Körper und atmen Sie unterstützend dorthin. Dann schauen Sie sich die Qualität dieser Empfindung an, um sie bewusst mit der Sinneswahrnehmung zu verknüpfen: Wie sieht sie aus?

- *Wie groß oder klein ist die Steuerungsstelle?*
- *Wie beweglich oder stabil ist sie?*
- *Wie fühlt es sich an, wenn sie berührt wird?*
- *Welche Farbigkeit hat sie?*
- *Wodurch kann sie sich im Körper ausbreiten, wenn das ein angenehmes Empfinden ist?*

3. Wenn Sie diese Körperempfindung der inneren Steuerung gut installiert haben, geben Sie ihr auch eine helfende Gestalt. Es kann ein göttliches oder weises Wesen sein, eins, das schon viel gesehen und erfahren hat. Eine Gestalt der Gelassenheit, viel-

leicht voller sanfter Kraft, die mit Liebe lenkt und führt, ohne zu urteilen. Mithilfe dieses Steuerungsanteils dürfen Sie alles fühlen, ohne ein Bedrohungsgefühl zu erleben: berührt sein, weinen, traurig sein und sich getröstet fühlen. Auch können Sie mit Hilfe der helfenden Gestalt einen oder mehrere leidvollen Anteile in Ihren Geborgenheitsort bringen, den Sie vorher selbst installiert haben (vgl. »Übung: Integration eines noch leidenden Anteils«, S. 98 ff.).

Bedürfnisorientierte Erkundung der Lebensgefühle

Mit den beschriebenen Vorerfahrungen sind mitunter kaum erkennbare Lebensgefühle verknüpft, die sich gerade in Situationen emotionalen Aufgewühltseins zeigen und einen Platz brauchen. Daher ist es für mich unerlässlich, zu ergründen, mit welchen vorherrschenden Empfindungen ein Gespräch in meiner Praxis stattfindet. Es gibt viele Menschen, die nicht sehr vertraut sind mit ihrer Empfindungswelt und dem körperlichen Ausdruck ihrer Gefühle. Mein zentrales Interesse an den darunterliegenden und häufig nicht bewussten Lebensgefühlen zielt auf die Erkundung von Geborgenheitserfahrungen im bisherigen Leben. Wenn ich darauf zurückgreifen kann, dann habe ich eine grundsätzlich andere Ausgangslage und vermutlich andere Bewältigungsstrategien, als wenn ich diese Erfahrungen in meinem Leben nicht gemacht habe.

Geborgenheitserfahrungen zeigen sich körperlich aus meiner Sicht im Empfinden der »viszeralen Sicherheit«, ein von Porges (2010) genutzter Begriff im Rahmen seiner Polyvagal-Theorie. Porges beschreibt eine Reziprozität, ein Sich-gegenseitig-Beantworten im Zusammensein mit anderen Menschen: »Reziprozität ist nicht nur das Zusammensein mit anderen Menschen, sondern das sich Gehört- und Gesehen-Fühlen, dass wir das

Gefühl haben, ein anderer Mensch bewahrt uns in seinem Herzen und in seiner Seele. Es geht um ein viszerales Gefühl der Sicherheit« (2010, S. 131). Die mich interessierende Frage ist, wie sich dieses Erleben der »viszeralen Sicherheit« in Krisen- und Leidsituationen auf körperlicher, mentaler und seelischer Ebene abbildet und anfühlt oder ob es kaum oder nicht verfügbar ist und neu installiert und in einem Neuvernetzungsprozess trainiert werden kann.

Geborgenheit zu spüren, scheint eine lebenslange Sehnsucht zu sein, die mitunter nicht als solche identifizierbar ist. Geborgenheitserleben besonders mit Menschen zu erarbeiten, die dies als kleines Kind nicht erfahren haben, ist in der Arbeit an aktuellen Konflikt- und Krisenlagen meistens ein Anknüpfungspunkt, der Entlastung erzeugt. Und es bedeutet, sehr achtsam mit dem darunterliegenden Lebensleid zu sein. Wir begeben uns damit auf eine Gratwanderung, alte, kindliche, vielleicht lebenslang nicht erfüllte Bedürfnisse freizulegen und damit situativ einen weiteren Schmerz bewusst werden zu lassen. Durch die parallele Unterstützung des kompetenten und krisenerprobten Erwachsenen wird gleichzeitig eine Selbstwirksamkeitserfahrung gemacht, die das eigene Leid und den damit verbundenen Schmerz in eine Neuverknüpfung bringt, geleitet von der Frage: »Was genau tut mir eigentlich so weh und wie nimmt der gleichzeitig aktivierte Ego-State der oder des kompetenten Erwachsenen dies wahr?« Daraus folgt die bedürfnisorientierte Frage, um die es in diesem Abschnitt geht: »Was hilft oder könnte mir in diesem Leidmoment helfen und was kann der oder die liebevolle Erwachsene tun?« Und: »Wie spüre ich diese Unterstützung und Hilfe in meinem Körper?«

Diese tiefen, alten Bedürfnisse zu bergen, gelingt in lebensverändernden Krisen oft erstaunlich gut. In der chinesischen Schrift haben »Krise« und »Chance« das gleiche Schriftzeichen. Die Entwicklung durch Fenster oder Türen zu betrachten, die durch Krisen geöffnet wurden, ohne das mit der Krise einhergehende Leid zu ignorieren oder zu bagatellisieren, macht es möglich, die bisher gelernten Bewältigungs-, Überlebens- und Resilienzstrategien zu entdecken und sie auf dem Weg in die Geborgenheitserfahrung nutzbar zu machen. So verstehe ich meine Arbeit in der Krisenbegleitung auch immer als Brückenbau hin zu den mitunter verborgenen schon vorhandenen oder neu entstehenden eigenen Potenzialen.

Mit dem Verständnis von Prozessen wie diesem hat sich auch Antje Randow-Ruddies in ihrem Buch »Verlust der alten Eltern« (2021) auseinandergesetzt. Besonders wichtig finde ich den Moment im Kapitel »Die Verwaisung« (S. 51), indem sich die alten Sehnsüchte und Geborgenheitsbedürfnisse krisenhaft freilegen und unwiderruflich klar wird, dass die vielleicht lebenslange Sehnsucht nicht mehr durch diese Eltern gestillt werden wird. Randow-Ruddies beschreibt, ähnlich wie dies hier die Absicht ist, wie Erwachsene im Erleben des Sterbens und der Realität des Totseins ihrer alten Eltern in diesen Erschütterungsempfindungen begleitet und unterstützt werden können.

Ein Abschiedsschritt aus dem Kindsein heraus in das endgültige Erwachsensein hinein kann dann sein, sich selbst ein Geborgenheitserleben zu erzeugen, nach dem sich ein Leben lang gesehnt wurde.

Würdigung von Leid

Ein wesentlicher Teil, der für mich zur Wirklichkeitskonstruktion von Geborgenheit gehört, ist die Erfahrung des Gesehen- und Anerkanntseins der eigenen Leiderfahrungen durch relevante Andere und im zu Begleitenden selbst.

Nach meiner Erfahrung dürfen die mit dem Leid verbundenen Empfindungen ins Bewusstsein kommen, je besser Sie sich selbst beobachten und steuern können: Der sich dann bahnende mögliche Trauerprozess, ob klein und einmalig oder länger anhaltend, dient der Integration in Ihrem System als vergangene Erfahrung. Letztlich haben Sie dafür gesorgt, dass auch Ihr unbewusstes System lernt, Vergangenheit, Gegenwart und Zukunft voneinander zu unterscheiden.

Für die gemeinsame Betrachtung des aktuell Leidvollen kann es wichtig sein, das Erlebte und Berichtete zu strukturieren und auch zu visualisieren. Die aus der systemischen Arbeit bekannten Visualisierungstechniken wie Symbole finden, Wesentliches auf Moderationskarten schreiben, das Flipchart nutzen, Metaphern, innere Bilder aktivieren, nützen mir dabei sehr. Das Externalisieren von Empfindungen, schwer Sagbarem, Körpererleben ist ein weiterer hilfreicher Schritt, um Sicherheit in den Raum zu bringen und alles zu würdigen, was kommt und Platz braucht.

Bei sehr leidvollen Erfahrungen, die vor allem Gefühle von Ohnmacht, Ausgeliefertsein und Nicht-entrinnen-Können erzeugen, ist es aus meiner Sicht notwendig, dies schnell zu erkennen und immer wieder die Position des Beobachtenden zu trainieren, bis der Körper aus diesem Erleben wieder herauskommen kann. Sehr deutlich kann ich diese Resonanz spüren, wenn ich beginne, mich innerhalb der Begleitungen selbst hilflos zu fühlen, mich eigene Ohnmachtsanteile »überfallen« (siehe auch Abschnitt 1, »Traumaerfahrungen als großes Hindernis für Geborgenheitserleben«) und mein Körper in Lähmungserleben, starke Anspannung oder ein Erleben von unruhigem Getriebensein und Aktionismus gerät, um aus diesem bedrohlichen Gefühl herauszukommen. Die Resonanz des Totstellreflexes, mit welchem Ohnmacht und Ausgeliefertsein einhergehen, hat biografische Spuren sowohl bei uns selbst als auch bei den zu Begleitenden. Sind wir darin im »Mitleiden« eingetaucht, müssen wir unsere eigene Angst regulieren und können die notwendige Sicherheit für den Begleitungsrahmen nicht mehr herstellen.

Roland Kachler (2014, 2018, 2021) hat in seinen Büchern zum hypnosystemischen Umgang mit Trauer und schweren und traumatischen Verlusten viele Tools und Ideen beschrieben, mit denen wir als Begleitende dieser Resonanz begegnen können. Gerade wenn wir uns mit Menschen verbinden, die schwerste traumatische Verlusterfahrungen gemacht haben, benötigen wir selbst eine innere Sicherheit, um körperlich-geistig-seelisch präsent bleiben zu können, auch wenn wir die Realität des Leids nicht verändern können.

Aus der Praxis: In der Arbeit mit einer Klientin, die viele Gewalterfahrungen durch ihre Mutter gemacht hat, für die Schlagen und massive Abwertung Teil der eigenen Kindheitserfahrungen waren, zeigte sich die Auswirkung der Gewalterfahrung so: Wir hatten schon einige Male über die massiven Schläge und Gewaltausbrüche ihrer Mutter gesprochen. Während der Beschäftigung mit der Frage, wie das kleine misshandelte Mädchen jetzt an einen Geborgenheitsort gelangen könne, wehrte die Klientin die innere erwachsene Verantwortung und den Kontakt zu diesem misshandelten inneren kleinen Mädchen zunächst ab. Erst als deutlich wurde, dass die Mutter die Schläge mit verbalen Vernichtungssätzen wie »Du bist ein Nichts« ausgeführt hatte, konnte meine Klientin die Not der Kleinen in sich spüren, sie in den Arm nehmen und das Leid, das sie erlebt hatte, betrauern.

Wie viele Geborgenheitserfahrungen braucht ein Kind, um sich angesichts solcher oder anderer seelischer Gewalt, angesichts von Krieg, Zuhause-Verlust, Verlust wichtiger Menschen auf das Sichere und Sichernde wichtiger Bindungspersonen verlassen zu können? Wie oft oder intensiv ist die vernetzte Erfahrung nötig bei Menschen, die Leid, Schock, Angst immer noch so in sich tragen wie zu dem Zeitpunkt, als sie ihnen geschehen sind? Wie kann ein Mensch in Worte fassen, was er erlebt hat, sich sichern, sich beschützen, sich trösten?

Der Leid würdigende Arbeitsschritt bedeutet eine Veränderung auf allen Ebenen: Es wird möglich, Empfinden, Denken und körperliches Erleben dahingehend neu zu vernetzen, dass klar wird, dass das Unrecht von außen kam und nicht verdient oder verschuldet war, und sich damit von bisher stabilisierenden, aber dennoch leidvollen Lebensgefühlen von Schuld, Scham und Hilflosigkeit zu lösen und ein »Stattdessen« zu installieren.

An dieser Stelle möchte ich Sie einladen, eine Übung zum stabilen Selbstwerterleben auszuprobieren.

Übung: Kostbarer innerer Kern[8]

Jeder lebendige Mensch hat einen inneren, einen unzerstörbaren Kern. Auch Sie. Solange Sie leben, ist dieser unzerstörbare Kern in Ihnen und wirkt in Ihnen.

Konzentrieren Sie nun Ihre Aufmerksamkeit nach innen, spüren Sie in sich hinein.

- *Wo in Ihnen ist Ihr innerer Kern?*
- *Oder wo könnte er sein?*
- *Vielleicht finden Sie ihn sehr schnell, vielleicht suchen Sie länger nach ihm. Beides ist vollkommen in Ordnung.*
- *Und wenn Sie diesen inneren Kern zunächst nicht finden können: Wo vermuten Sie ihn?*
- *Oder wohin würden Sie ihn sich wünschen?*
- *Wenn Sie ihn nicht finden können, dann ist er versteckt oder verborgen, und es braucht etwas Zeit und Mühe, ihn wieder zugänglich zu machen.*
- *Sie können ihn auch finden, wenn Sie sich fragen: Welche Farben könnte oder sollte der kostbare innere Kern haben?*

8 Nach Baer und Frick-Baer, 2015, S. 174.

- *Aus welchem Material ist er oder sollte er sein?*
- *Welche Form hat er und welche Größe?*
- *Wo im Körper spüren Sie ihn zuerst?*
- *Der innere Kern kann sich im Herzen oder in der Nähe des Herzens befinden oder in der Mitte oder aber auch an den Fußsohlen oder hinter den Ohren, im Schulterblatt oder im Knie.*
- *Sie selbst entscheiden, wo Sie Ihren inneren Kern wahrnehmen und spüren können. Es gibt kein Richtig oder Falsch, nur ein Ernstnehmen …*
- *Bewegt er sich oder bleibt er stabil an einem Ort?*
- *Was geht von ihm aus?*
- *Wie können Sie mit ihm in Verbindung bleiben, wenn es Ihnen nicht gut geht oder Sie wütend oder traurig oder einsam sind?*

Suchen oder bauen Sie sich ein kleines Symbol, das Sie in die Tasche stecken, auf den Schreibtisch legen oder beim Ins-Bett-Gehen entdecken. So können Sie dafür sorgen, dass Ihr kostbarer, einzigartiger, unzerstörbarer Kern, der immer in Ihnen ist, immer wieder von Ihnen wahrgenommen wird.

Was benötigt ein Mensch, um zu lernen, sein eigenes Leid anzuerkennen und zu spüren, dass es der Vergangenheit angehört? Was benötige ich dazu als Bahnung in meinem Körper auf allen Ebenen? Die Aspekte der Geborgenheit in dem oft schmerzvollen Prozess der Würdigung des alten Leids sind auch hier hilfreiche Begleiter.

Ich kann lernen:

- mich selbst emotional zu berühren und zu wärmen, mich zu trösten und zu versorgen, mit mir zu sprechen und alles anzunehmen, was mir in meinem Leid außen und innen widerfährt;
- mir einen sicheren Platz zu geben und das Empfinden zu spüren, dass ich dort gut aufgehoben bin;

- das erlebte Unrecht im Außen zu klären, es zu benennen und zu erleben, dass wesentliche Menschen für mich einstehen, wenn ich selbst es auch tue.

»Würdigung« ist ein Begriff, den ich zuerst von Gunther Schmidt vor vielen Jahren in einem Workshop gehört habe. Ich verstehe in diesem Zusammenhang darunter den interaktiven oder intrapsychischen Vorgang, Würde wiederherzustellen, indem Begleitende oder andere wichtige Menschen das würdigen, was an leidvollen Erfahrungen gemacht worden ist, und vor allem, welche Möglichkeiten bisher gefunden wurden, um damit umzugehen und emotional zu überleben. Ein wesentlicher Teil meiner Arbeit besteht darin, Leidwürdigung mit zu Begleitenden quasi stellvertretend für Menschen aus dem eigenen Bezugssystem oder den äußeren Bezugssystemen nachzuholen. Dadurch wird das oft nicht bewusste oder mitunter abgewehrte Bedürfnis nach Anerkennung des früher erfahrenen Leids (etwa mit Aussagen wie: »So schlimm war das doch nicht, ich hab's ja überlebt«) geachtet und als zu den eigenen Bedürfnissen zugehörig integriert. Wichtig ist, mit dem Überleben des Leids verbundene Fähigkeiten und Strategien zu erkennen und als innere Kräfte zu würdigen, damit diese dafür nutzbar werden, eine Zeit *nach dem Leid* zu entwickeln.

Wenn wir also Menschen in einer Krisensituation begleiten und nach bisherigen Strategien im Umgang mit Leid, Trauer und Krisen befragen, kommt zum einen häufig ihre Tapferkeit zum Vorschein. Zum anderen erfahren wir, wie gut sie im Kontakt sind mit den leidvollen Erfahrungen oder ob diese durch weiterhin traumatisierende Einflüsse und Ungeborgensein noch nicht besprechbar sind.

Viele, die kommen, haben sich tapfer trotz vieler Entwürdigungen, seelischer und körperlicher Verletzungen und mit Entwicklungstraumatisierungen im Gepäck durch ihr Leben bewegt und viele kompetente Anteile selbst entwickelt. Viele sind mir begegnet, die über sich selbst hinausgewachsen sind, wichtige und verantwortliche Menschen in der Gesellschaft wurden und sich bemühen, für Kinder, Eltern, Partner:innen und in ihrem Arbeitsfeld alles zu geben. Dies beobachte ich vor allem bei Menschen in meiner eigenen, der Kriegsenkelgeneration. Geborgenheitserfahrungen allerdings lassen sich kaum oder nur marginal abrufen und sind mit dem Sterben von bestimmten Menschen, etwa einem Großelternteil, der dafür in der Erinnerung stand, aus dem Bewusstsein verschwunden.

Viele »reinszenieren« im Alltag ihr verdrängtes Leid und erleben es immer wieder über ungute Beziehungen, gescheiterte Projekte, unglückliche Kinder, fordernde oder bedürftige Eltern, Krankheiten, kaum verarbeitbare Verlusterfahrungen oder ein Über-die-eigene-Kraft-Hinausleben. Es sucht sich seinen Weg, und genutzt werden die »Gewohnheitsmuster« im Denken, Fühlen und Verhalten, um unbewusst im Kontakt damit zu sein. Und jede der Krisen, die sich auch dementsprechend häufig ereignen, öffnet die Tür für den Weg in innere Sicherheit und den Ausstieg aus dem die Vergangenheit reinszenierenden Leben.

Wie leidvoll es ist oder war, braucht oft eine aktive Einordnung im Prozess und eine Bereitschaft der Begleiterin oder des Begleiters, es mitfühlend zu benennen und Raum und Zeit zu geben, es zu spüren. Dann werden Erfahrungen, die bisher als völlig normal angesehen wurden mit der Vorstellung, dass das doch alle erlebt haben, langsam geborgen und bekommen durch einen selbstmitfühlenden Blick eine neue Bedeutung. Die Ohnmacht, Traurigkeit, Einsamkeit und Kälte, die noch sehr stark die Erziehung dieser Kriegsenkelgeneration geprägt haben, werden spürbarer als schmerzvolle Erfahrungen aus dem früheren Leben.

Wo viel oder immer wieder spontan Negatives, Hoffnungsloses, im Leid Verharrendes, Klagendes, anhaltend Wütendes auftaucht, wo an Heilung oder daran, dass es eines Tages wieder leichter werden kann, anhaltend gezweifelt wird, ist das Leid nicht bewusst wahr- und angenommen und ausreichend versorgt. Ein wesentlicher Aspekt von Geborgensein bleibt unbeantwortet und verhindert seelisches Wachstum und Weiterentwicklung.

Menschen, die mit sich in würdigender Art und Weise sprechen, ihre Erfahrungen auch als mitunter schwer und unzumutbar benennen und differenzieren können, was von außen und was von innen kam, sind in gutem Kontakt mit sich und ihren Erfahrungen. Sie verhandeln nicht (mehr) ihr »Sein« oder ihren Selbstwert. Diese Menschen kann man ohne Umschweife dazu einladen, ein »Mahnmal für ihr Leid zu errichten« (Zitat und Idee von Gunther Schmidt) und es damit auch aus dem Hier-und-Jetzt-Erleben zu entlassen.

Das, was dabei entsteht, ist ein »Sowohl als auch«: Mir dürfen meine früheren leidvollen Erfahrungen wichtig und anerkennenswert sein und voller Achtung vor der eigenen Kompetenz und Würde bewusst werden, sie dürfen Teil meines Lebens bleiben wie ein »Mahnmal«, damit das Leid niemals vergessen wird. Nur muss ich mich nicht mehr leidvoll fühlen oder wieder in das Leid eintauchen, um es nicht zu vergessen. Und es darf eine Weiterentwicklung geben, ich darf mich vom »Mahnmal« entfernen und lernen, mich neu wahrzunehmen, zu verhalten und zu fühlen. Jetzt ist der Weg ins Geborgensein geebnet, ohne dass ich meine vergangenen Erfahrungen infrage stellen, bagatellisieren oder wieder in das Vergessen schicken muss.

Aus Sicht der potenzial- und kompetenzorientierten Haltung sind der Fokus auf festgeschriebene Diagnosen, Störungsbilder und vor allem die Annahme, dass »mit mir etwas nicht stimmt«, eher nicht hilfreich. Für mich sind es Systeminformationen und Hypothesen, die weniger der Heilung und Gesunderhaltung dienen als der ungewollten Chronifizierung und des Sicheinrichtens darin. Ich folge der Idee, dass alles, was bisher leidvoll und auch im Hier und Jetzt als schlecht steuerbar erlebt wird, innere Regulationsversuche sind, um eine Balance zum Weiterleben aufrechtzuerhalten. Damit wird das bisherige Denken, Fühlen, Handeln nicht abgewertet, sondern es wird als bisher mögliche Bewältigungsstrategie gewürdigt.

Ich möchte Sie als Begleiterin oder Begleiter nun zu einer weiteren Übung zur Selbsterfahrung einladen.

Übung: Integration eines noch leidenden Anteils

Zunächst folgender Hinweis: Die nachstehenden Fragen gehen sehr in die Tiefe und können traumakonfrontativ wirken. Das ist nicht meine Absicht. Es geht darum, die versteckten oft jüngeren Leidanteile zu bergen, um diesen dann nachholend Geborgenheit zuteilwerden zu lassen. Die Fragen sind aufgrund der neurobiologischen Vernetzung von leidvollen Erfahrungen in der hier folgenden Aneinanderreihung mit Vorsicht zu genießen. Es ist nicht beabsichtigt, konfrontativ Problemnetzwerke zu aktivieren und dissoziative Zustände zu riskieren, was häufig vorher nicht erkennbar ist, sondern mit Behutsamkeit und liebevollem inneren Abstand einen noch leidenden Anteil in Sicherheit zu bringen. Daher empfehle ich sie an dieser Stelle eher zur Selbsterfahrung.

Wenn Sie diese Fragen einzeln mit zu Begleitenden bearbeiten möchten, dann sollte es Erfahrung damit geben, parallel auch die Wohlfühlseite zu stärken und den Pendelprozess zwischen Leiderfahrung und Wohlfühlerfahrung zu steuern. Mir hilft dabei, mir ein großes Uhrpendel vorzustellen, welches ganz rhythmisch und gleichmäßig zwischen Leid- und Wohlfühlerfahrung hin- und herpendelt. Auf der Seite der zu Begleitenden sollte es imaginative Vorerfahrungen etwa mit der Installation des beobachtenden und des steuernden Anteils und eine stabile Arbeitsbeziehung geben, sonst nehmen Sie es bitte als Werkstatteinblick in meine Praxis.

Nehmen Sie sich Zeit und suchen Sie sich einen guten Ort, um sich einer leidvollen Erfahrung, die in Ihnen noch nicht bewältigt ist, zuzuwenden. Sie können dies auch mit Stift und Papier machen, wenn es Ihnen damit leichter fällt, sowohl in der beobachtenden als auch in der selbstmitfühlenden, steuernden Rolle zu sein. Die folgenden Fragen sollen eine Anregung sein, sich mit ressourcenvollen Überlebensanteilen zu verbinden und diese zu verstehen und zu würdigen.

Sie sollten sich langsam bewegen und sich pro Tag nur mit einer oder zwei Fragen beschäftigen. Es wird unbewusst weiterarbeiten. Ihr kluges inneres System wird dann dafür sorgen, dass keine neue Überlebensfrage daraus wird, sondern Sie sich in einem selbstmitfühlenden Erkenntnisprozess bewegen können. Wenn Sie dabei traurig werden, werten Sie es als angemessene und heilende Reaktion im Sinne eines Abschiedsprozesses. Ihr inneres System lernt, dass dieses Leid der Vergangenheit angehört.

Inspirationsfragen

- *Was war das Schwerste?*
- *Wie hat Ihr Körper sich gefühlt?*
- *Was erinnern Sie am intensivsten?*
- *Spüren Sie diesen Schmerz noch heute?*
- *Wie ist dieser vielleicht noch aktuelle Schmerz: Ist er genauso stark oder abgeschwächter als im Zusammenhang mit der Leidsituation?*
- *Ist er eher wie eine verheilte Wunde, wenn die Narbe schmerzt? Oder fühlt der Körper immer noch eine offene Verletzung?*
- *Und wie war das Leben zum Zeitpunkt der leidvollen Erfahrung insgesamt?*

- *Was war noch schwer, schmerzhaft, traurig, oder bildete die leidvolle Erfahrung eher einen Unterschied zum sonstigen Erleben?*
- *Wie haben Sie sich verhalten angesichts dieser Erfahrung?*
- *Was war folgerichtig und auch nicht anders möglich in Ihrer Reaktion darauf?*
- *Was hat es Sie gekostet, um das eigene Überleben zu sichern?*
- *Wie haben Sie geschafft, es zu überleben?*
- *Wofür könnte es wichtig sein, dass Sie dieses Leid heute noch spüren und es sich bewusst machen?*
- *Was brauchen die verletzten Teile jetzt?*
- *Wie könnte ein »Mahnmal für das Leid« aussehen?*
- *Welche Botschaft können Sie sich selbst geben, wenn Sie zu einem anderen Zeitpunkt nochmals in Kontakt damit kommen?*

Wenn das Leid doch noch überflutend oder angsteinflößend ist, hilft Ihnen Ihr Steuerungsanteil »Stopp!« zu sagen, um nicht wieder in Ohnmacht, Angst, Panik oder starke Hilflosigkeitsgefühle zu geraten (vgl. Übung »Innere Steuerung installieren und spüren« in Abschnitt 2).

Suchen Sie sich dann einen inneren Ort, wo Sie dieses Leid zunächst wegschließen. Aus der Traumaarbeit kennen wir die Übung, einen gut verschließbaren Tresor zu imaginieren, dort das Leid hineinzulegen, den Tresor gut zu verschließen und vielleicht bewachen zu lassen.

Eine Anleitung zur »Tresorübung« finden Sie im Onlinematerial.

Frage der Nachbeelterung

Das regelmäßige Erleben von Geborgenheitsempfindungen, die selbstbestimmt entwickelt worden sind und die trainiert und weiterentwickelt werden können, ist in den Begleitungen von Trauma-, Trauer- und Krisenprozessen ein wirksames Instrument, mit dem Menschen situativ, mittel- und langfristig innere Beruhigung, Selbststeuerungssicherheit und Selbstversorgung lernen können. Dies stimmt auch mit der hynotherapeutischen Grundaussage überein, dass wir alle Lösungen, die wir lebenslang benötigen, in uns haben. Menschen, die in die Begleitung kommen, verfügen, wie schon beschrieben, oft nicht über das mit dem Lebensgefühl Geborgenheit verbundene Empfindungsnetzwerk, sondern befinden sich in einem des »Ungeborgenseins«. In all diesen Menschen scheint eine große alte Sehnsucht nach dem frühen, kindlichen Versorgtsein durch andere Personen zu arbeiten, die mich zu diesem Buch veranlasst hat.

Aus der Familientherapie wissen wir, dass besonders die »Ungeborgenen« sich schlechter von den Eltern ablösen, wieder die alten Leidmuster mit neuen Menschen und eigenen Kindern leben, immer wieder Schmerzvolles und Enttäuschendes erleben: Sie hoffen immer wieder neu, dass endlich insbesondere von ihren gewalttätigen, traumatisierten und traumaerzeugenden Eltern eine seelische Erlösung, Befreiung und Versorgung kommt, dass sie endlich das spüren dürfen, was sie tief in sich schon lebenslang brauchen und verdient haben.

Damit verknüpft ist die Erfahrung, dass Nachbeelterung, Bindungssicherheit und Geborgenheit über eine Person von außen (z.B. Therapeut:in, Berater:in, gute Freund:in, in Familienaufstellungen stellvertretend) »nachzureichen« zwar oft als sehr unterstützend im Moment erlebt wird, aber nur einen kurzfristigen Entlastungseffekt hat. Durch das Zuwendungsangebot im Hier und Jetzt aktiviert sich die große Sehnsucht danach und sollte eine situative Antwort erhalten. Damit wird eine Neuvernetzung mit der neuen Antwort auf altes Leid als Erfahrung aktiviert und schafft den Start für ein neues Erleben. Eine Intervention wird allerdings ohne die vorher über die *eigenen* Sinneskanäle imaginierte neu installierte oder reaktivierte Fähigkeit, sich geborgen zu fühlen, keinen anhaltenden Geborgenheitseffekt erzeugen. Aus Nachgesprächen etwa nach Selbsterfahrungen im Rahmen von Familienrekonstruktionen ist mir deutlich geworden, dass ohne die Information, dass dieses Erleben imaginativ dann weiter selbstverantwortlich geübt und weiterentwickelt werden sollte, Enttäuschungen und Desorientierung entstanden sind. Und es kam im Sinne einer Reinszenierung zur Aktivierung alter Verlassenheitsgefühle.

Für die Arbeit am Thema »Geborgenheit« und am »Geborgenheitserleben« bedeutet dies, dass wir eine Klarheit darüber erarbeiten müssen, dass Selbstverantwortung eine wichtige Grundlage dafür ist, dass es wirkt. Das bedeutet, dass ein möglicherweise lebenslang vorhandener Wunsch, von den äußeren Eltern geborgen zu sein, in einen Abschiedsprozess läuft, der sich parallel bahnt. Es gibt mitunter amüsante Momente, wenn ich Menschen dazu einlade, sich vorzustellen, dass die Mutter oder der Vater jetzt das tun würden, wonach der tiefste Wunsch besteht: an die Hand nehmen, über den Kopf streicheln, füttern, wiegen … Gleichzeitig ist der alte Kinderschmerz, dass es nicht genügend oder nicht erinnerbar stattgefunden hat, plötzlich sehr präsent und braucht Beachtung. Das ist dann einer der Momente, in dem alles, was unter Abschnitt 2, »Würdigung von Leid« beschrieben ist, Platz braucht.

Wenn es gelingt, dass ein zu begleitender Mensch lernt, in sich selbst beides wahrzunehmen und zu nutzen: die nachzuversorgenden, oft kindlichen Anteile *und* die neu kreierten Geborgenheit schenkenden mütterlichen und väterlichen Anteile, die gleichzeitig die innere Bühne betreten, dann schaffen wir es, uns gleichzeitig selbstbestimmt, steuernd, unabhängig *und* (eines der Lieblingswörter von Hypnotherapeut:innen) zugehörig, gesehen und versorgt in uns selbst zu fühlen und uns damit selbst nachzubeeltern.

Im Onlinematerial finden Sie eine Übung (»Adlernest«) für den Aspekt des Erlebens von Schutz und Beschütztsein, die den Weg in die eigene Nachbeelterung begleiten kann.

Einladung in die imaginative Welt

Hypnosystemische Grundgedanken

In diesem Abschnitt soll es um die Einladung zur Imagination unter anderem über psychoedukative Maßnahmen gehen, also schlicht um die Frage: Wie kriegen Sie eine Klientin oder einen Klienten dazu, mit Ihnen diese Reise ins eigene Geborgenheitsland zu unternehmen? Wir leben in einer Gesellschaft, in der ein eher rationales Weltbild herrscht. Die Dinge müssen begründet sein, einer beweisbaren Logik folgen und kontrollierbar sein. Wenn es in systemischen Weiterbildungen oder in der Arbeit mit Klient:innen um die Erweiterung der eigenen Möglichkeiten mittels imaginativer Vorgehensweisen geht, sind die Reaktionen mitunter sowohl neugierig als auch furchtsam. Dass wir uns ständig auch in unbewussten, hypnotischen und auch imaginativen Zuständen bewegen, ist den meisten Menschen in unserem Kulturkreis nicht bewusst. Wenn dann Imaginationen als Intervention vorgeschlagen werden, dann gibt es mitunter Kommentare wie: »Da bin ich nicht der Typ für …«

An dieser Stelle wird mir immer wieder deutlich, wie wenig unser Bildungssystem die lebensbestimmenden und -gestaltenden psychischen Vorgänge der Gefühls- und Empfindungsregulation und das Funktionieren des dreiteiligen Gehirns in den

Unterricht einbezieht. Ich halte das Wissen darüber, wie diese Regulation funktioniert, für Allgemeinbildung. So könnte ein heranwachsender Mensch und mit ihm sein Bezugssystem lernen, wie Angstzustände, Wut, Trauer, Freude, Ekel und andere Empfindungen einzuordnen sind, dass der Körper die Bühne der Empfindungen ist, dass das ganzheitliche Erleben einer Logik folgt und mit biografischen Erfahrungen und Bedingungen zu tun hat. Es bräuchte dann nicht für jede nicht erklärbare Regung, Wut- oder Angstreaktion, für Mut- oder Hoffnungslosigkeit und Traurigkeit, die beispielsweise nach der Coronapandemie bei Kindern und Jugendlichen viel stärker auftauchen, eine psychotherapeutische Betreuung oder gar psychiatrische Diagnosen.

Dass das ungewünscht-unwillkürliche Erleben (siehe Abbildung 3) im eigenen System eine Reaktion auf viele äußere Zwänge, Drucksituationen, Verpflichtungen ist, denen man folgen musste und die nur mit dem Wegdrücken von dazu passenden Empfindungen umzusetzen waren, dämmert inzwischen so manchem Erwachsenen. Daher halte ich es für eine wichtige Voraussetzung, dass Menschen, die andere Menschen durch Krisen, Leid, Schmerz und Trauer begleiten, selbst mehr darüber wissen, wie wir ganzheitlich funktionieren, und dass es kein sinn- oder grundloses Verhalten und schon gar keine sinnlosen Empfindungen gibt. Dann können sie den zu Begleitenden viel Beruhigendes und Sicherndes darüber vermitteln, dass es normal und menschlich ist, dass aus guten Gründen weggedrückte (verdrängte) Empfindungen einen unwillkürlichen Prozess nach sich ziehen, der diese Empfindungen unbewusst weiter aktiv sein lässt und unangenehmes Erleben erzeugt, und zwar so lange, bis sich möglicherweise über eine Krise eine Tür öffnet, sodass dieses Erleben bewusst werden kann und damit beeinflussbar wird.

Ich hoffe, Sie können aus dem Abschnitt 1 und den neurobiologischen Erklärungen, die dem Verstehen des intrapsychischen

Vorgangs des Geborgenheitserlebens dienen sollen, Informatives entnehmen und damit der Vorstellung, dass imaginative Vorgänge »Typsache« seien, Abhilfe leisten. Unsere Fantasie, unser Vorstellungsvermögen ist ein Geschenk der Schöpfung und hat lebenslang seine Funktion im menschlichen System, nicht nur in der Kindheit. Wie können wir sie wieder aktivieren, nutzbar machen und Phantásien retten, wie Michael Ende sagen würde? Ein Weg kann der über Imaginationen von guten, hilfreichen Wohlfühlorten mit liebevollen Wesen sein, die nur für uns da sind und uns ausschließlich und eindeutig unterstützen. Wie hilfreich sich das im jeweiligen Klient:innensystem zeigt, liegt nicht in der Hand der Begleitenden. Gunther Schmidt schreibt dazu: »Wenn z. B. jemand immer wieder jedes Angebot mit ›Ja, aber …‹, großen Zweifeln etc. beantwortet, sollte dies behandelt werden als deutliches, kompetentes Verhalten im Dienste von Sicherheitsbedürfnissen des Betreffenden« und kritisch geprüft und nur angenommen werden, was auch ganz sicher für die Person passt (Schmidt, 2013, S. 93).

Zusammenfassend möchte ich mein Anliegen deutlich machen, unser psychisches und unwillkürliches Erleben zu entmystifizieren und als Teil der Ganzheit des menschlichen Systems in seiner Logik darzustellen. Dabei finde ich die bei Roland Wetter wiedergegebene Übersicht (2022, S. 65; siehe Abbildung 3) der verschiedenen Ich-Zustände und davon abzuleitenden Ziele hypnosystemischen Arbeitens verständnisfördernd. Es handelt sich um Erlebenszustände, in denen wir uns tagtäglich und in Krisensituationen befinden. Leid ist dementsprechend das Erleben unwillkürlich-ungewünschter Zustände. Ein Körperschmerz-Zustand, eine akute Trauerreaktion, eine traumabedingte Dissoziation, ein Albtraum sind Beispiele für ungewünschtes unwillkürliches Erleben. »Hypnosystemisches Arbeiten zielt darauf ab, das ungewünschte Erleben willentlicher gestalten zu können« (Wetter, 2022, S. 65).

willkürlich-gewünschtes Erleben	willkürlich-ungewünschtes Erleben
unwillkürlich-gewünschtes Erleben	unwillkürlich-ungewünschtes Erleben

Abbildung 3: Formen des Erlebens (nach Schmidt, 2005, in Wetter, 2022, S. 65)

Von schmerzvollem, schlecht oder nicht steuerbarem unwillkürlichen Erleben in ein willentlich steuerbares zu kommen, ist auch im Üben oder Nachholen von Geborgenheitserfahrungen das erklärte Ziel. Durch das Zusammenspiel von gewünschten imaginierten Sinneseindrücken, der Aktivierung positiver innerer Bilder und Beobachtung der damit verbundenen neuen Körperempfindungen entsteht ein gesteuertes Erleben hin zu etwas Gewünschtem, obwohl das Schmerz- und Leidvolle weiter vorhanden ist. Es geht nicht darum, es »wegzumachen«, sondern eine weitere Umgangsmöglichkeit mit ungewünscht-unwillkürlichem Erleben zu schaffen.

Wege ins Geborgenheitserleben

Der Neurobiologe Gerald Hüther beschreibt in seinem Buch »Die Macht der inneren Bilder« sehr eindrucksvoll »das Gehirn als Bilder erzeugendes Organ« (2015, S. 22) und mit welchem Erbe innerer Bilder wir schon vorgeburtlich in Kontakt und unser ganzes Leben lang verbunden sind: »Von allen Lebewesen, die im Lauf der letzten Jahrmillionen auf der Erde entstanden sind, ist der Mensch die einzige Lebensform, der es gelungen ist, einen sich ständig vergrößernden Schatz an selbst entworfenen inneren Bildern über die Beschaffenheit der Welt und über seine eigene Beschaffenheit anzusammeln und von einer Generation in die nächste weiterzugeben. Und nur der Mensch ist, wenngleich nicht immer, so doch prinzipiell in der Lage, seine

Handlungen auf der Grundlage dieses inneren Bilderschatzes bewusst und vorausschauend zu planen« (S. 30).

Mit diesen Voraussetzungen und dem Wissen, dass der Körper immer im Hier und Jetzt sofort dankbar Informationen dazu liefert, was sich statt des Leidgefühls gut, stimmig und heilsam anfühlt, könnte das Geborgenheitstraining also eine Art Rezept sein, um alte Wunden zu heilen und zu verabschieden und sie als Teil der eigenen Geschichte zu integrieren, um sie immer dann wieder liebevoll anders zu beantworten, wenn sie wieder Beachtung brauchen. Und das kann lebenslang so sein. Die Vorgehensweise, die menschliche Fähigkeit zur Imagination zu nutzen und sie besonders in schweren Momenten des Lebens in eine greifbare und überschaubare Intervention hineingleiten zu lassen, kann vielleicht auch skeptische, ängstliche, überwiegend mit problematischen inneren Bildern verbundene Menschen dazu einladen, zunächst eine »Vorübung« zu machen.

Übung: Imagination mit Landschaft

Dazu können Sie die zu Begleitenden bitten, sich einfach, auch gern mit geöffneten Augen (je nachdem, was am sichersten/angenehmsten ist), für einige Atemzüge eine Urlaubs-Sehnsuchts-Traumlandschaft vorzustellen, völlig unbedeutend, ob bereits als Realität erlebt oder aus Realitäten und Wünschen zusammengestellt.

Lassen Sie sich die Landschaft beschreiben, lassen Sie sich und den zu Begleitenden Zeit und besprechen Sie dann die besonders wohltuenden sinnlichen Eindrücke. Angenommen, es gibt dabei eine kleine Entlastung: Wie kommt diese zustande und was ist daran besonders angenehm? Der Wind, der über die Haut streicht, der Blick in die Landschaft, die Geräusche, die Stille, der Boden unter den Füßen? Machen Sie Vorschläge, wenn es noch schwer ist, das zu beschreiben.

Und dann erweitern Sie gemeinsam diese Eindrücke: Wie geht es den Augen, Ohren, Knien, dem Rücken, Bauch … wenn Sie wahrnehmen, was Sie wahrnehmen? Welches Bedürfnis äußern sie? Welchem Teil des Körpers geht es schon gut, welcher braucht noch Hilfe? Welche Unterstützung könnte das sein?

Eine Erleichterung stellt die Variante dar, die ich von einer meiner Intervisionskolleg:innen übernommen habe: »Stellen Sie sich bitte vor, Sie sind im Museum und schauen sich das Bild der gewünschten Landschaft an. Was sehen Sie auf dem Bild? Bitte beschreiben Sie möglichst viele Details.« Wenn das gelingt, lässt sich das Bild für das Imaginieren anderer positiver sensorischer Informationen (Hören, Hautwahrnehmung, Raumgefühl …) leicht in eine mehrdimensionale Perspektive bringen.

Hinweis: Lassen Sie durch Nachfragen, ob es noch ein wenig weitergehen soll oder ausreichend ist, die Klientin entscheiden, wie lange dieser erste Prozess geht. Er ist sehr kurz genauso viel wert wie als längerer empfindungsverändernder gemeinsamer Suchprozess.

Meine Erfahrung ist, dass mit diesem Einstieg in mehr Wohlbefinden die innere Erlaubnis für ebendieses Wohlbefinden mitverhandelt wird. Menschen, die viel Leid erlebt haben und die sich überwiegend in schwierigen inneren Bildern und entsprechenden Stress-Körperempfindungen befinden, betreten damit Neuland. Und Unvertrautes und Ungewohntes birgt Gefahren. Daher ist für viele ein »Sich-überhaupt-Einlassen« schon eine große Leistung hinsichtlich der eigenen Angstbewältigung. Dementsprechend dauert der Prozess, dieses alte Leid durch neue, selbstmitfühlende Strategien zu beantworten, lange und benötigt geduldige Begleitung und eine sich entwickelnde intrinsische Bereitschaft, sich nicht in den alten »Leidsog« hineinziehen zu lassen, und dann regelmäßiges, möglichst ritualisiertes Training.

Anleitung für das Erleben von Geborgenheit

Wie bei allen Vorgehensweisen, die zum Ziel haben, eine ganzheitliche neue Erfahrung anzustoßen, geschieht eine Aufmerksamkeitsfokussierung nach innen durch die Konzentration auf die eigene Atmung und die einzelnen Körperteile automatisch. Der erste Schritt dieses Prozesses ist also, mit der Aufmerksamkeit bei sich und im eigenen Körper anzukommen.

Die erste Einladung besteht darin, es sich bequem zu machen. Meine Anregung ist immer, es im Sitzen auszuprobieren, da sehr erschöpfte Menschen im Liegen schnell einschlafen können und die innere Reise dadurch eher anstrengend wird. Außerdem ist es eine Möglichkeit, die leichter in den Alltag transferierbar ist, sei es in der Bahn, auf der Arbeit oder an einem Rückzugsort, der keine Möglichkeit bietet, sich hinzulegen. Ich lade die Menschen ein, genau zu spüren, welche Position angenehm ist, wie die Füße stehen (der Bodenkontakt mit beiden Füßen schafft oft zusätzlich Sicherheit oder Verwurzelungsempfinden) und welche Unterstützung der Kopf braucht.

Damit ein stimmiges Erleben entsteht, braucht es einen Such- und Ausprobierprozess und genügend Zeit dafür. Wichtig ist auch die Information, dass die Position jederzeit verändert werden kann, wenn sie unangenehm wird.

Das im Folgenden beschriebene weitere Vorgehen stellt Varianten dar, mit denen ich arbeite. Ich finde es wichtig, eigene Worte, ein eigenes Sprechtempo und den eigenen Stil zu finden und auch die eigenen parallel auftauchenden Bilder, Körperreaktionen und Empfindungen wahrzunehmen. Diese können als eigene Resonanzen zur Verfügung gestellt werden, wenn der Prozess beim angeleiteten Menschen stockt oder eine Störung mit unangenehmen Empfindungen oder Erinnerungen entsteht.

Übung: Imagination des Geborgenheitsortes

Spüren Sie, wie Ihr Atem ein- und ausfließt. Vielleicht nehmen Sie wahr, wie die Bauchdecke sich beim Einatmen hebt und beim Ausatmen senkt. Vielleicht nehmen Sie auch wahr, wie sich der Brustkorb beim Einatmen hebt und beim Ausatmen senkt. Vielleicht spüren Sie die Bewegung in Ihrem Körper auch bis zu den Schlüsselbeinen? Oder Sie nehmen den kühlen Luftzug beim Einatmen in Ihrer Nase wahr. Sie können sich vorstellen, dass Sie beim Ausatmen ein Stück mehr bei sich ankommen. Jedes Ausatmen bringt Sie mehr zu sich.

Imaginationsanleitung: *Nun stellen Sie sich vor, an einem Ort zu sein, nach dem Sie sich schon immer gesehnt haben. Alles scheint dort genauso zu sein, wie Sie es sich immer erträumt haben … Vielleicht gibt es dort ein Licht, das in seiner Helligkeit und Färbung genau zu Ihrem inneren Bedürfnis passt. Schauen Sie sich dort um. Und finden Sie das, was Sie Ruhe, inneren Frieden, Wohlgefühl, Sicherheit, Zuhause erleben lässt. Was sehen Sie vor Ihrem inneren Auge?*

Sind es Berge mit tiefen Tälern … ein weites Meer mit türkisblauer Farbe … ein Garten mit einer Hollywoodschaukel, die Sie vielleicht an glückliche Momente in Ihrer Kindheit erinnert … ein Steg am See … ein glitzernder klarer Bach … unter großen alten Bäumen …? Oder ist es einfach erst mal nur ein kleines Detail … wie ein steiniger Weg … ein einzelner Baum … eine Farbe … oder eine Stimmung …? Was hören Sie dort an Ihrem Ort …? Vogelgezwitscher … das Sprudeln des Baches … das Rauschen des Meeres … oder des Windes in den Bäumen …? Was hören Sie, was Sie hören möchten, weil es Ihnen guttut …?

Was stellen Sie sich vor, was Sie riechen …? Welche Düfte oder Gerüche sind an diesem Ort …? Salzige Meeresluft … Waldboden nach einem Regen … der Duft von Sommergräsern …?

Wie fühlt sich Ihre Haut an …? Welche angenehme Kleidung tragen Sie, die diese Sinneserfahrungen verstärkt …? Wie bewe-

gen sich Ihre Haare ... und mit welcher Leichtigkeit Ihrer Glieder bewegen Sie sich in dieser inneren Landschaft ...?

Und wenn Sie sich dort ein bisschen wohl und sicher, ein bisschen entlastet, ein wenig bei sich angekommen fühlen, sich ein wenig innere Ruhe, vielleicht sogar eine kleine Freude einstellt oder Sie sich durchatmend in dieser inneren Landschaft bewegen können, von der Sie schon ein wenig spüren, dass es Ihre Landschaft ist, dann kommen Sie vielleicht an einen Ort, der ein Dach hat oder Sie zum Verweilen, Innehalten, Ausruhen ... einlädt.

Schauen Sie sich auch dort in Ruhe um und lassen Sie alles vor Ihrem inneren Auge entstehen, was das tiefste Bedürfnis berührt, vielleicht nach Ausruhen, innerem Frieden, Aufgehobensein, Nach-Hause-Kommen ... Ein behagliches Haus, ein einladender Garten ... Schauen, lauschen, spüren Sie genau und konkret und in Ruhe. So, als würden Sie alle Zeit der Welt haben, diesen Ort in sich aufzunehmen, und jedes Detail, jede Sonnenblume und jeder Geruch von Holz oder frisch gebackenem Kuchen würde Ihr Wohlbefinden steigern.

Finden Sie das heraus, was Ihnen Ihr Wohlfühlen und Ankommen in Ihrem inneren Zuhause ermöglicht. Lassen Sie sich leiten davon, was sich für Sie richtig und ganzheitlich stimmig anfühlt.

Nehmen Sie sich die Zeit, jede nicht stimmige oder störende Information, die in Ihnen auftaucht, so lange in etwas für Sie Richtiges zu verändern, bis Sie das spüren, was Ihnen am angenehmsten ist. So, als wenn Sie alles Geld der Welt hätten oder keines davon brauchen, um Ihr Wunschzuhause einzurichten. Vielleicht ein kuscheliges Sofa, ein Feuer im Kamin, eine duftende Küche, in der Ihr Lieblingsessen bereitet wird ...

Übung: Imagination innerer helfender Wesen

Und wenn Sie dann, vielleicht bei einem nächsten inneren Besuch Ihres Geborgenheitsortes in Ihrer Wohlfühllandschaft, weitere Schritte in Ihr Geborgenheitserleben machen wollen, es verstärken und üben möchten, dann stellen Sie sich an diesem Ort ein oder mehrere Wesen vor, die eher Märchen- oder Fabelwesen ähneln.

Sie erwarten Sie voller Vorfreude, auch wenn Sie diese Erfahrung in Ihrer bisherigen äußeren Realität noch kaum gemacht haben. Vielleicht Elfen, kleine Kobolde, sprechende Tiere, die glücklich sind, Sie zu sehen und nur für Sie da zu sein. Denn das ist deren ausschließliche Aufgabe. Sie haben auf Sie gewartet und sind mit allem vorbereitet. Sie kennen Ihre tiefsten Bedürfnisse und können Ihre Wünsche von Ihren Augen ablesen und erfüllen.

Und sie kennen auch das Leid, das Sie erlebt haben und mit dem Sie kommen. Sie wissen um all Ihre Ängste und Ihre Tapferkeit und haben die Fähigkeit, alles zu würdigen und zu heilen.

Sie sind dann Ihre Geborgenheitshelfer und es wird Ihnen guttun, mit ihnen in Kontakt zu kommen und zu erleben, wie sehr sie daran interessiert sind, dass es Ihnen von nun an gut geht.

Und wenn Sie dann einen weiteren Schritt machen wollen, dann stellen Sie sich vor, Sie würden dort auf jemanden treffen, dem Sie sich selbst und alle kleinen und großen verletzten Anteile blindlings anvertrauen würden. Jemand, der Sie anschaut, in den Arm nimmt, Ihre Hand nimmt, und Sie wissen, dass Sie gut aufgehoben sind, beschützt, getröstet, unterstützt, versorgt, gesehen und geliebt.

Ihre inneren Kindanteile, Ihre inneren Jugendlichenanteile, Ihre jungen oder älteren Erwachsenenanteile, die vielleicht alle viel durchgemacht haben, können Sie dort hinbringen und sie den Trost und die Sicherheit und die Achtsamkeit erleben lassen, die Sie schon immer verdient haben.

Seien Sie sehr sorgsam mit der Imagination dieser Geborgenheitsinstanz. Sie vermittelt Ihnen – manchen von uns vielleicht das erste Mal im Leben – eine Empfindung, die wir in unserem Sprachraum »Geborgenheit« nennen. Und gerade wenn Sie diese Erfahrung, geborgen zu sein, nicht gemacht haben oder sie wegen schwerer oder traumatischer Erfahrungen nicht mehr auffindbar ist, ist es wichtig, dass diese Geborgenheitsinstanz so wenig wie möglich Ähnlichkeiten mit realen Menschen hat. Wenn Sie sich beispielsweise an die Wärme Ihrer Oma erinnern, dann geben Sie dieser Instanz das mit, was Sie am stärksten in das Geborgenheitsgefühl bei Ihrer Oma hineingebracht hat (z. B. ihre Hände oder der Dutt ihrer grauen Haare oder wie sie Sie in solchen Momenten angesehen hat), und dann verstärken Sie dieses Erleben, indem Sie alles hineinimaginieren, was Sie noch brauchen, um sich vollständig geborgen zu fühlen. Können Sie erleben, dass Sie gesehen, verstanden, beschützt, versorgt und aufgehoben sind?

Übung: Körpererleben und Verankerung

Und spüren Sie immer wieder in Ihren Körper, wo er das Gefühl der Geborgenheit am stärksten erlebt, vielleicht in der Körpermitte, im Bauchraum, in der Herzgegend, im Kopf, in den Armen, im linken Knie oder auch im kleinen Zeh, in den Armen …

Wie fühlt sich das Erleben an? Warm, kühl, weich, fest, fließend, stabil …? Und welche Farbe könnte es haben? Und wie könnte es sich ausbreiten im Körper? Durch Atmen, durch Fühlen der einzelnen Körperteile und wie sie miteinander verbunden sind … Wie kann es sich in Bewegung setzen, damit das gesamte System ins Erleben kommt?

Sie können diese Empfindungen verankern, indem Sie das gesamte Erleben auf einmal aktivieren mit allen Bildern, Gerüchen, Körpergefühlen, sodass es sich überwiegend geborgen anfühlt. Lassen Sie sich dafür Zeit. Wenn Sie möchten, legen Sie eine Hand an eine Stelle Ihres Körpers, wo Sie das Geborgenheitsgefühl besonders spüren oder spüren möchten.

Danach können Sie die Hand von der Stelle herunternehmen und ein Detail des Raumes erinnern, in dem Sie sich befinden, um dann wieder zurückzupendeln zu Ihrem Geborgenheitserleben. Das können Sie wiederholen, so oft Sie wollen. Je öfter Sie das tun, desto mehr verknüpfen sich die aktivierten Geborgenheitsnervenzellen zu einem Geborgenheitsnetzwerk in Ihrem Hirn und Körper.

Und stellen Sie sich weiter vor, Sie machen diesmal innerlich keine Unterscheidung zwischen Ihrem Tagtraum und der Realität außen, sondern Sie bleiben in Ihren Bildern dieser Landschaft.

Vielleicht nehmen Sie sich, weil es schwer ist und gelernt werden muss, Stift und Papier und beginnen, diese inneren Bilder in Worten auszudrücken, diesen Ort für sich selbst zu beschreiben und damit immer tiefer in ihn einzudringen und ihn zu Ihrem zu machen.

Wie in der obigen Anleitung zu lesen ist, werden nach der imaginativ-sensorischen Entwicklung des Ortes Helfer:innenwesen installiert. Luise Reddemann hat in der anfangs erwähnten Fortbildung darauf hingewiesen, dass dies Fabel- oder Märchenwesen sein sollten. Das fällt manchen Menschen zunächst etwas schwer, aber wenn Sie sie daran erinnern, dass Kinder diesen Zugang zur Fantasie mit in die Wiege gelegt bekommen und sie selbst ihn sicherlich auch hatten, dann wird es natürlicher und die Idee nachvollziehbarer.

Eine interessante Frage rund um das Geborgenheitstraining kann sein, wann damit aufgehört wurde, sich in dieser Fantasiewelt zu bewegen, die für manche Kinder eine wichtige kurzzeitige Flucht aus unaushaltbaren oder unangenehmen Umständen in der Realität bedeutete. In meiner Generation ist uns Kindern spätestens mit Eintritt in die Schule das Träumen und Abtauchen in die innere heilere Welt ausgetrieben worden, in den Kriegsgenerationen wahrscheinlich schon viel früher. Dennoch haben die Kinder das unterschiedlich und intuitiv gehändelt. Ich selbst hatte meine Bücher, die mir die Möglichkeit gaben, in andere Welten abzutauchen, ohne des Träumens verdächtigt zu werden.

Somit kann diese innere Reise in die Geborgenheit mit Helferwesen und allem, was schon immer ersehnt und gewünscht wurde, auch als liebevolle Einladung zum »aktiven Träumen« betrachtet werden. Luise Reddemann betont, dass es wichtig ist, keine realen, vielleicht als liebevoll, versorgend oder auch beschützend erinnerten Angehörigen, wie etwa die Großmutter oder den Großvater, konkret zu imaginieren, da diese ihr eigenes, auch unbewusstes Leid immer mitbringen. Wichtige Details wie liebevolle Augen oder die gemütliche Pfeife können mitgenommen werden und den frei erdachten und erfühlten Helfer:innenwesen wie Feen, Kobolden, sprechenden Tieren, Drachen, Amazonen, Ritter:innen usw. hinzugefügt werden.

Geborgenheit in dem imaginierten Ort wird meist erst spürbar über eine Verbundenheit mit liebevollen, versorgenden, beschützenden Wesen, die keine andere Aufgabe haben, als für die imaginierende Person da zu sein, sie vollumfänglich zu sehen, zu versorgen, zu trösten, zu heilen und zu beschützen. Die sorgfältige Entwicklung und das ganzheitliche innere Hineinbegeben schaffen den Raum und die Bereitschaft, sich »bergen« zu lassen. Dies ist aktive neuroplastische Arbeit im eigenen Erleben, mitunter sind die Menschen davon sowohl müde und erschöpft als auch innerlich friedlicher und ruhiger. Daher ist auch dieser Prozess nur Schritt für Schritt möglich.

Sehr berührend ist es, den im Geborgenheitsort befindlichen Ich-Anteil (hier hilft die Frage nach dem gefühlten Alter, um den Anteil zu finden, der den größten Bedarf nach Geborgenheit hat) und das innere Helferwesen in einen inneren Augenkontakt treten zu lassen und diesem Zeit zu lassen. Dazu haben Udo Baer und Gabriela Frick-Baer in ihrem Buch »Das Wunder der Geborgenheit« ein Kapitel gewidmet (2018, S. 92).

Eine weitere Übung, um das liebevolle innere helfende Wesen zu installieren, finden Sie auch im Onlinematerial.

Umgang mit Störungen

In verschiedenen Kontexten von Praxis und Weiterbildung habe ich erfahren, dass das Erleben von Geborgenheit gleichzeitig das alte Verloren- und Ungeborgensein als Trauer oder Schmerz aktivieren kann und damit die eindeutige Fokussierung auf das Geborgenheitserleben gestört oder unterbrochen wird. Es ist wichtig, diesem Empfinden im Sinne der Leidwürdigung, wie weiter oben schon erwähnt, Raum zu lassen und den schmerzvollen und trauernden Teil in den Geborgenheitsort einzuladen. Vielleicht benötigt er einen besonderen Platz, eine besondere Zuwendung, einen intensiveren Trost. Der Prozess muss nicht unterbrochen werden, sondern die Trauer, der Schmerz, die Einsamkeit kann eingelassen werden in den Geborgenheitsort wie ein Teil, der besonders viel Heilung braucht. Dazu kann es hilfreich sein, diesem Teil eine Gestalt oder ein Alter zu geben.

In der Arbeit mit traumatisierten Menschen kann dies den Übergang in eine Dissoziation bedeuten, wenn überwältigende alte Ängste aktiv werden und plötzlich die gesamte innere Bühne bespielen und der gesamte Prozess in Stocken kommt. Dann braucht es fundiertes Fachwissen und eine traumabezogene Qualifikation, um die Dissoziation zu stoppen und mit diesen Menschen weiterzuarbeiten. Das kann im Prozess passieren, ohne dass Sie etwas falsch gemacht haben. Wichtig ist, auf diese Möglichkeit innerhalb des Prozesses vorher hinzuweisen und langsam und behutsam vorzugehen. Meine Erfahrung ist, dass traumatisierte Menschen eine Intuition haben, auf wen und auf was sie sich einlassen. Sie sollten insofern erfahren sein, dass Sie das Tempo und die Schritte anpassen können und jederzeit bereit sind, aus dem Prozess herauszugehen, wenn dies von der/

dem zu Begleitenden angezeigt wird oder Sie das Gefühl haben, ihn nicht mehr gut halten zu können.

Nichtsdestotrotz würde ich mich freuen, wenn Menschen, die in verschiedenen Kontexten Begleitung anbieten, es ausprobieren ohne die Sorge, etwas falsch zu machen. Eine gute Orientierung für achtsames und einfühlsames Vorgehen ist für mich immer die Frage, wie ich es selbst als Begleitete erleben möchte, und dies anzubieten, um herauszufinden, was für das Gegenüber plausibel und stimmig ist. Gerade angezeigte Grenzen zu akzeptieren ist auf der Basis der Arbeitsbeziehung eine wichtige neue Erfahrung für bisher aktive Lebensgefühle von Scham, Schuld, Angst, Enttäuschung, Einsamkeit, Ungesehensein, sich nicht willkommen oder zugehörig zu fühlen, immer kämpfen zu müssen usw.

Verankerung und Training

Eine Anleitung zur imaginativen Verankerung ist im letzten Abschnitt der Übung »Körpererleben und Verankerung« (S. 114) beschrieben. Sensorische Verankerungen im Außen können kleine Gegenstände sein, die an Details aus dem Geborgenheitserleben erinnern und in der Hosentasche, Handtasche oder auf dem Schreibtisch platziert werden. Oder Sie regen an, dass die oder der zu Begleitende die Geschichte der Geborgenheit aufschreibt, ähnlich wie Sie das im folgenden Abschnitt 3 dieses Buches lesen können. Wunderbare Vernetzungsarbeit ist auch, danach ein Bild dazu zu malen, Fotos oder Bilder, Musikstücke, Klänge, Düfte, Geräusche, die zum Ort passen, herauszusuchen und diese in der eigenen Umgebung optisch und akustisch und olfaktorisch sicht-, hör-, riech-, spürbar zu machen.

Ein Foto von dem Kind, Heranwachsenden, jüngeren Erwachsenen in der Wohnung aufzustellen und dieses *jüngere Ich* bei jedem Anschauen innerlich an den Geborgenheitsort zu schicken und dies zu spüren, unterstützt die Erfahrung, dass es heute dort gut aufgehoben ist. Am intensivsten dürfte die innere Netzwerkarbeit sein, wenn Sie anregen, von den vielen Möglichkeiten immer wieder etwas zu tun und immer dann, wenn die Aufmerksamkeit auf den sensorischen Anker gerichtet ist, diesem einen Moment Raum zu geben und mit dem Geborgenheitserleben zu verbinden. Es ist normal, dass zunächst das Erleben mit der Zeit verblasst und alte Muster wieder greifen. Es kann also sein, dass es eine lebenslange aktive Übung bedeutet, sich immer wieder geborgen zu fühlen. Das ist der große Unterschied zu dem, was in sicherer Bindung als Urvertrauen wie von selbst ins eigene System gekommen ist.

Abschnitt 3: Geschichten und Bilder von Geborgenheit aus der Praxis

»Unserer Fähigkeit, einander zu vernichten, entspricht unsere Fähigkeit, einander zu heilen.«
(Bessel van der Kolk)

Vorbemerkung

In den ersten beiden Abschnitten dieses Buches habe ich auf verschiedenen Wegen versucht, meine Grundannahme zur Relevanz des Geborgenheitserlebens darzustellen und fachlich zu untermauern. Meine Hypothese möchte ich an dieser Stelle noch einmal voranstellen, da sie mich auf meinem regelmäßigen Weg in die Praxis begleitet und Sie in diesem Abschnitt von Menschen erfahren, die sich auf faszinierende Weise mit dem Thema auseinandergesetzt haben.

Die Grundannahmen dieses Buches sind, dass

- Geborgenheitserleben eine essenzielle Grundlage dafür ist, sich in seinem Leben wohlzufühlen, und eine Möglichkeit darstellt, seelische und körperliche Verletzungen aus der Vergangenheit zu bewältigen und zu integrieren.
- das Erleben von Geborgenheit erlernt und nachgeholt werden kann, um selbstbestimmter, selbstmitfühlender und selbstversorgender durch das weitere Leben gehen zu können.

Hier möchte ich Ihnen einen kleinen Einblick geben, wie Menschen sich in der Auseinandersetzung damit in Heilungsprozesse begeben haben. Ich möchte die Arbeit mit Menschen skizzieren, die mir ihre Ergebnisse der Beschäftigung mit dem Thema »Geborgenheit« und der Integration verletzter und traumatisierter Anteile im Rahmen unserer therapeutischen Arbeit für dieses Buch zur Verfügung gestellt haben. Es sind sprachliche und gestalterische Ergebnisse, die so unterschiedlich sind wie die Menschen selbst.

Sie sollen, weil sie mich selbst so faszinieren, hier einen Platz finden und können Sie vielleicht anregen, den eigenen kreativen, märchenhaften, poetischen und fantastischen Kosmos, mit dem wir alle ausgestattet sind, zu aktivieren und dem eigenen Bewusstsein zugänglich zu machen. Wenn wir dies auch als Helfer:innen tun, wird es leichter und vertrauter, den Menschen, die wir unterstützen, diese Möglichkeit eines inneren Heilungsraums anzubieten.

Beispiel 1: Frau S., 55 Jahre

Frau S. kam in die Praxis, nachdem sie einen langen Weg mit einer Krebsdiagnose hinter sich gebracht hatte und körperlich und seelisch sehr erschöpft war. Außerdem arbeiteten in ihr noch schmerzhafte Erfahrungen aus früheren Zeiten. Ihr Anliegen war die Bearbeitung von fragmentierten Erinnerungen an sexuelle Übergriffe, die sie als Kind erlebt hatte. Die eigene Entwicklungsgeschichte hatte für sie einen erheblichen Anteil an ihrem körperlichen Leid und der Krebsentstehung.

Wie in der Traumadefinition nach Fischer und Riedesser (2009, S. 84; siehe auch Abschnitt 1, »Forschungsfeld 2: Was wir aus der Traumaforschung für Krisen, Leid und Trauer lernen können«) beschrieben, war die »dauerhafte Erschütterung des Selbst- und Weltbildes« aufgrund traumatischer Erfahrungen und durch die Erkrankung und den leidvollen Weg hindurch bis hin zu der Frage des eigenen Sterbens für Frau S. sehr spürbar geworden. Die anhaltende Einladung im Rahmen unserer Kontakte, in sich selbst nachbeelternde Geborgenheitserfahrungen zu entwickeln, hatte im Verlauf unserer Arbeit verschiedene sehr schmerzhafte und angstauslösende alte Erfahrungen immer wieder am Rande gestreift. Diese hat sie mit nachfolgenden Geschichten und Märchen und den Kunstwerken, die sie gestaltet hat, Stück für Stück integriert.

In der Arbeit mit Frau S. habe ich viel über die innere Dynamik gelernt, dass alte verletzende oder traumatische Erfahrungen Raum bekommen und damit außerhalb von unbewussten Bewältigungsmustern mit einem anderen Abstand betrachtet und liebevoll integriert werden können, wenn sich das Leben steuerbarer anfühlt. Dieses Gefühl des »Steuernkönnens« durch Krisen hindurch ist mit den Erfahrungen, sich mit den eigenen jüngeren Anteilen an einem inneren Ort mit inneren Helferwesen in Sicherheit und Geborgenheit imaginativ zu erleben, fast linear gewachsen. Nachfolgend sind Geschichten und ein Bild dargestellt, die Frau S. mir für dieses Buch zur Verfügung gestellt hat.

In der ersten Beschreibung eines imaginierten sicheren Ortes ist sie mit dem Gefühl des Geborgenseins an einem Ort beschäftigt. Danach werden zunehmend innere Helfer:innen und liebevolle, beschützende, achtsame, weise und versorgende innere Anteile imaginiert, beschrieben und gestaltet, sodass eine neue Geschichte über das Erleben der eigenen Vergangenheit entsteht.

Dokument 1 von Frau S.

Mein sicherer Ort

Mein sicherer Ort erinnert an einen etwas verwilderten Kloster- oder Cottagegarten. Er ist von einer hohen roten Backsteinmauer umgeben, die durch Efeu und roten wilden Wein an vielen Stellen berankt ist. In den Garten gelangt man durch ein hohes, verstecktes Eisentor, was nicht sofort einsehbar ist. Im Garten befinden sich viele Blumen, Sträucher und Bäume in den schönsten Farben. Überall wachsen Kräuter und verströmen ihren Duft. Naturwege schlängeln sich hindurch, auf denen man lustwandeln kann. Es gibt Pfade aus Kieselsteinen und andere aus Sand. Und wieder andere breitere wurden aus inzwischen bemoosten Feldsteinen angelegt. Man kann über kleine Wiesen, die wie Inseln wirken, barfuß gehen und den Tau im Gras spüren.

Es gibt viele Sitzmöglichkeiten mit Kissen und Decken, die zum Verweilen einladen, zum Beispiel eine verwitterte Steinbank und eine Hängematte zwischen zwei Bäumen. Es gibt schattige und sonnige Plätze. In der Luft liegt ein betörender Duft aus den derzeit blühenden Gewächsen. Viele alte rot und weiß blühende Rosen überwuchern einzelne ausrangierte Gegenstände, klettern an der Mauer hoch oder bilden einen Durchgang, um zu einer anderen Stelle im Garten zu gelangen. Etwas versteckt findet man einen bewachsenen gusseisernen Pavillon, darin steht eine Schaukelbank aus dem gleichen Material. Ein zarter Windhauch bringt leichte Abkühlung und frische Luft. Vogelgezwitscher ist zu hören. Große und kleine Vögel und Insekten fliegen im Garten umher oder machen Rast auf einer Pflanze. Es ist ein buntes Treiben in der Luft. Im Garten gibt es einen alten kleinen viereckigen ummauerten Teich, in dem leise Wasser aus einem alten Hahn plätschert. Die Wasseroberfläche ist voller Seerosen, die weiß und rosa blühen …

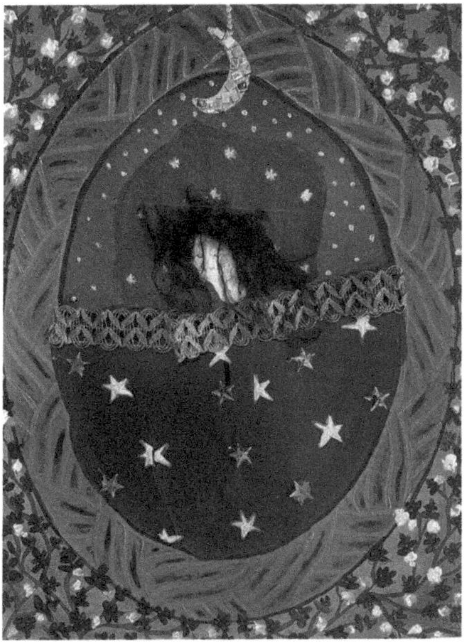

Abbildung 4: Geborgenheit (Frau S.)

Dokumente 2 und 3: Nachreflexionen zur Geborgenheitsarbeit von Frau S.

Arbeit mit dem sicheren Ort

Nachdem ich in meiner Vorstellung jederzeit Kontakt mit meinem inneren Kind aufnehmen konnte, musste ich erkennen, dass das allein nicht reichte, um in bestimmten Situationen nicht zu dissoziieren oder emotional zu überreagieren. Erst die Schaffung eines sicheren Ortes für mein inneres Kind bzw. später meine inneren Kinder ermöglichte es mir immer besser, in solchen herausfordernden Situationen angemessen und souverän agieren und reagieren zu können. Vorher wusste ich zwar, dass mein inneres Kind in dem Augenblick gerade überfordert war, Angst hatte oder den Halt verlor, jedoch konnte die innere Erwachsene oftmals nur hilflos zusehen und sich im Nachhinein trösten. Ich war nicht in der Lage, mich oder das jeweilige innere Kind aktiv selbst zu schützen bzw. mich in der Situation zu behaupten.

Später war ich unter Anleitung als Zwischenschritt in der Lage, in vorhersehbaren Triggermomenten dem inneren Kind andere innere Anteile an die Seite zu stellen, wie etwa den menschlichen Schrank oder den Beschützer, aber ich konnte das innere Kind nicht aus der Situation nehmen und ausschließlich auf der Erwachsenenebene agieren. Das führte regelmäßig zur Überforderung, und ich merkte selbst, wie schnell ich dann in die Kindrolle verfiel.

Mit meiner Therapeutin lernte ich, meinen inneren sicheren Ort zu schaffen, ihn mir ganz genau auszumalen und jederzeit dorthin zu gelangen. Ich übte durch die Reflexion schwieriger Situationen, den Ort gezielt aufzusuchen und mein Kind dort in die Obhut der Feen, der weisen Frau und des Beschützers zu übergeben, um dann als Erwachsene in der Gegenwart bleiben und entsprechend handeln zu können. Das war ein sehr wichtiger Prozess, denn in der Vergangenheit hatte das innere Kind in mir stets das Gefühl, alles selbst lösen und klären und sich selbst helfen zu müssen, da niemand für es da war und es unterstützt, geschweige denn behütet hatte. Es erlebte deshalb jede neue Aktualisierung der Traumata als Angriff und Aufforderung, zu kämpfen, was es entsprechend überforderte und erschöpfte.

Mein jeweils inneres Kind in sicherer Obhut zu wissen, half mir, die Erwachsenenebene beizubehalten und im Hier und Jetzt zu bleiben. Das heißt, ich brachte es zu Beginn oder wenn möglich vor Eintritt einer kritischen Situation an diesen Ort und wandte mich dann bewusst der jeweiligen Aufgabe zu. So machte ich immer häufiger die Erfahrung, mich ohne Eskalation schützen zu können. Die inneren Kinder merkten in solchen Situationen, dass die innere Erwachsene immer mehr die Verantwortung für die Klärung der gegenwärtigen Herausforderungen übernahm. Die inneren Kinder konnten Kinder sein, wussten sich versorgt, konnten sich entspannen und erholen. War der kritische Augenblick vorbei, holte die innere Erwachsene die Kinder wieder zu sich und sicherte ihnen zu, dass ihnen keine Gefahr mehr drohte.

Bedeutung der Imagination für meine eigene Entwicklung

Ich erinnere mich gut daran, wie ich vor über 15 Jahren das erste Mal mit der Methode der Imagination in Berührung kam. Im Rahmen eines Selbsterfahrungsseminars erlebte ich eine Fantasiereise in meine innere Welt und lernte sowohl mein inneres Haus als auch mein inneres Kind kennen. Ich war beeindruckt, wie schnell es mir möglich war, diese Bilder zu erzeugen und auch im Nachgang zu bewahren und wie vertraut es sich angefühlt hatte.

In den folgenden Jahren wurde mithilfe meiner Therapeutin der Zugang zu meiner inneren Welt Schritt für Schritt erweitert und ich machte mich vertraut mit meinem inneren Team und den verschiedenen inneren Kindern. Es hat mich anfangs sehr überrascht, wie viele verschiedene Protagonisten in meiner inneren Welt leben und Einfluss ausüben, welche Entscheidungen ich unbewusst wann und wie treffe. So gibt es den Zauberer, den

Beschützer, die Königin, die Amazone, die weise Frau oder den Wolf als Schutztier des inneren Kindes, um nur einige zu nennen.

Zu entdecken, dass in mir mehrere innere Kinder in unterschiedlichem Alter, mit unterschiedlichen Gefühlen und Bedürfnissen auf meine Lebenswelt reagieren und sich zu Wort melden, hat mich zu Beginn des Prozesses sehr erschreckt. Es war wichtig, zu erkennen, dass die inneren Anteile nicht gleichbedeutend sind mit einer gespaltenen Persönlichkeit, sondern die Möglichkeit aufzeigen, bewusst zu verstehen, warum ich in welchen Situationen emotional stark reagiere und was ich tun kann, damit es mir besser geht. Inzwischen gibt es zum Beispiel das kleine Wesen, die kleine Hexe, das verwahrloste Kind, das verletzte Kind sowie das gesunde Kind, und ich kann mir vorstellen, dass es weitere innere Anteile gibt, die es zu erkennen und vor allem zu integrieren gilt.

Denn genau das ist das Geschenk der Imagination, ich kann immer besser bewusst wahrnehmen, welcher innere Anteil sich gerade zu Wort meldet bzw. welches innere Kind in der jeweiligen Situation ein Bedürfnis, etwa nach Schutz, Trost oder Geborgenheit, signalisiert. So bin ich immer besser in der Lage, emotional nicht den Halt zu verlieren. Es ist dann, als gäbe es mich zweimal. Zum einen die Erwachsene, die mit Mitgefühl auf den inneren Anteil schaut, und zum anderen den inneren Anteil, der gerade getriggert wurde. Früher habe ich das als eine Person durchleben müssen, das heißt, unbewusst hat die Erwachsene mit dem jeweiligen Anteil mitgelitten, ohne zu wissen, dass hier alte Traumata aktualisiert werden, die der Heilung bedürfen. Inzwischen kann ich immer besser unterscheiden, ob die Situation, in der ich mit starken Gefühlen wie Trauer, Wut, Angst oder Ohnmacht konfrontiert bin, etwas mit meiner Vergangenheit zu tun hat und deshalb eine Aktualisierung stattfindet oder ob ich in der Gegenwart eine Erfahrung mache und bewusst, als Erwachsene, darauf reagieren kann. Das ermöglicht mir immer besser, in der auslösenden Situation für mich selbst zu sorgen und wahrzuneh-

men, was ich brauche, damit es mir besser geht. Ich kann mich vor übergriffigem Verhalten nun besser schützen und auch klarer meine Grenzen benennen. Auch ist es mir möglich, das Setting zu verändern oder zu verlassen, wenn hier eine Gefahr von erneuter Verletzung besteht. In der Vergangenheit hatte ich häufig das Gefühl, diesen Momenten völlig ausgeliefert zu sein und den Boden unter den Füßen zu verlieren. Wenn mich eine Situation emotional erst einmal überfordert, bin ich inzwischen oft in der Lage, mich im Nachhinein zu regulieren, mich selbst zu beruhigen und mir Halt zu geben.

Beispiel 2: Herr L., 55 Jahre

Herrn L. habe ich vor 15 Jahren im Rahmen einer vorherigen Tätigkeit in der Jugendhilfe kennengelernt. Ich traf einen verzweifelten Familienvater mit einer angeborenen körperlichen Behinderung in einem verzweifelten Familiensystem. Das Thema sexueller Übergriffe, die in verschiedenen Generationen stattgefunden hatten und stattfanden, kam im Rahmen meiner Arbeit in der Familie erstmals zur Sprache. Mit Herrn L. konnte ich beginnen, über sein eigenes Tätersein vor dem Hintergrund des Opferseins zu sprechen und daran zu arbeiten. Es war für mich eine große Herausforderung, nicht zu werten und zu verurteilen, sondern die Umstände der allumfassenden sexuellen Übergriffe, seelischer und körperlicher Gewalt im Familiensystem gemeinsam herauszuarbeiten und das aktuelle Leiderleben im Familiensystem zu beenden.

Für mich war es sehr beeindruckend, wie Herr L. bei der Erkenntnis dessen, was er als Täter bei seinen Familienangehörigen erzeugt hatte, und trotz der Tatsache, dass seine Frau die Trennung vollzog, in die Verantwortung ging. Er gab alles vollumfänglich zu und akzeptierte, wie viel Leid im Familiensystem und insbesondere bei seiner Tochter entstanden war. Es stand in unseren Kontakten nie außer Frage, dass er sein eigenes erfahrenes tiefes Leid als Kind durch Tätersein kompensierte.

Mit der Möglichkeit, sexuelle Übergriffe sofort zu beenden und sie nicht schönzureden, auszuweichen oder zu bagatellisieren, wurde sein Opfersein zu DDR-Zeiten durch einen brutalen, menschenverachtenden Vater und eine zwar zugewandte, aber nicht beschützende Mutter, immer deutlicher. Herr L. erinnert sich heute, dass ich ihm schon während unserer ersten Treffen Trancegeschichten vorgelesen habe, die die Anspannung und Unruhe etwas mildern sollten, damit wir fokussierter arbeiten konnten. Er erinnert sich auch, dass dies in ihm zwar noch nicht anhaltend wirksame, aber beginnend ruhige innere Momente erzeugt hat.

In den letzten 15 Jahren erlebte Herr L. eine teils leidvolle, teils neue Geschichte mit sich selbst, da die Sucht, die sich durch sein erwachsenes Leben zog, sich intensivierte und schwere suizidale Züge hatte. Leidvoll daher, dass er alles, was sich als Rauschmittel eignete, konsumierte und sich dadurch immer weiter in die Spirale alter Lebensgefühle voller Angst und Schrecken, anhaltender Lebensgefahr und Qual hineinmanövrierte. In der fortgeschritteneren Sucht schien kein Ausschalten von Angst oder seelischem Schmerz mehr zu funktionieren, sondern innere Nebelzustände entstanden, die die Überlebensangst aktivierten und dadurch eine extrem hohe Anspannung und Aggressivität erzeugten. In der Folge war die Reinszenierung einer bedrohlichen Umgebung perfekt und Herr L. fühlte sich tags und nachts angegriffen und schlug wild um sich.

Mit welcher inneren Kraft er all seine Abstürze überlebte und immer weitermachte, ist mir nach wie vor nicht wirklich klar. Er organisierte sich Suchtberatung, Klinikaufenthalte, und nicht zuletzt lebte er zwei Jahre an einem Langzeitentwöhnungsort, der für ihn offenbar der erste sichere Ort seines Lebens war. Nach zwei Jahren als geheilt entlassen zu werden, fiel ihm schwer. Er hatte neue sichernde Erfahrungen mit sich, in der Gemeinschaft, mit dem Haus in einer für ihn schönen Landschaft gemacht. Danach stürzte er erneut ab, erinnerte sich an unsere Arbeit von vor 15 Jahren, fand mich in meiner Praxis und beantragte unter anderem zur Finanzierung einer traumatherapeutischen Begleitung eine Wiedergutmachung seiner erlebten brutalen sexuellen Übergriffe durch Vater und Onkel beim bundesweiten Opferfonds.

In den bisherigen Sitzungen sollte es um den endgültigen Ausstieg aus allen Suchtverhaltensweisen gehen. In der Suche nach Sicherheit in seinem Leben waren viele Voraussetzungen durch seine eigene Wohnung geschaffen. Diesen stabilen sicheren Ort hat er sich nach der Langzeittherapie durch alle Einbrüche hindurch erhalten, obwohl er sich auch dort, wie er beschreibt, immer wieder angegriffen fühlt und sich innerhalb von Drogenrauschzuständen aggressiv gebärdet wie ein verletztes Tier.

Ein wesentliches Instrument unserer aktuellen Arbeit ist das Strukturieren der Geschichten und Erinnerungen, die in ihm ungesteuert auftauchen und schwer nachzuvollziehen sind und mich mitunter auch in einen vernebelten Zustand bringen. Allein um mich selbst in der Arbeit zu sichern, braucht es eine Strukturierung und die Unterbrechung seines Erzählens, was er ohne Weiteres gestattet. Wir ordnen Vergangenheit, Gegenwart und Zukunft, sortieren Kontext, Erinnerung und beteiligte Menschen. Dadurch entsteht ein neues Betrachten des eigenen Lebens und ein neuer Umgang mit Gefühlen von immer wieder auftauchendem Bedrohungserleben als fragmentierter Traumaerinnerung. Auch Trauer über das Erfahrene konnte er bereits erleben, nachdem wir Geborgenheitsszenarien und innere Helfer:innen aktiviert haben, die die eigenen Traumageschichten anreichern und in einen anderen Kontext stellen.

Wie kreativ Herr L. damit auch zu Hause weiterarbeitet, dass er bereits eigene kreative Sicherungen entwickelt hatte, die aber nicht ausreichend wirksam sein konnten, und wie ein über die Jahre durch Drogen, Gewalt und viele suizidale Handlungen geprägtes Gehirn auf die Einladung zum Geborgenheitserleben reagieren kann, lässt mich auch diese Arbeit wie ein Geschenk erleben. Es bestätigt meinen Grundgedanken, dass Heilung, Trost und Sicherheitsgefühle zu jeder Zeit möglich sind, wenn wir Helfenden keine eigenen Kriterien heranziehen, an denen wir sie messen, sondern es den zu Begleitenden überlassen, zu entscheiden, wodurch sie sich geheilt, getröstet und gesichert fühlen. Nur danach sollten wir sie immer wieder fragen.

Dokument 1 von Herrn L.

Sicherer Ort
Ich begebe mich an meinen sicheren Ort
in dem der Grundsatz dieses Gedichtes gilt und
unumstößlich ist für alle Zeiten!
Der Ort an den ich gehe ist geschützt
durch die höchste Macht im Universum!
Ich kann mich in diesem Raum oder Ort
bewegen wie ich es will!
Ich werde eins mit Flora und Fauna! Nur das macht mich gesund.
In diesem Raum finde ich Schutz und Geborgenheit, Kraft, Freude,
Tiefenentspannung.

Dokument 2 von Herrn L.

Glaubensbekenntnis
Ich glaube
dass ich mich nicht verachten
mich nicht mit Misstrauen
und Zweifeln
mir selbst gegenüber
quälen
verfolgen und zerstören

mich selbst nicht mies
klein und hässlich machen
mich selbst nicht verurteilen
und verdammen soll.
Ich glaube
dass ich mir selbst verpflichtet bin
mich zu respektieren
mich zu ehren und zu achten
mich selbst in liebevoller Weise
väterlich und mütterlich zu behandeln.
Ich glaube
dass ich gut daran tue
mir selbst mit Rücksichtnahme
und Verständnis zu begegnen.
Ich glaube
dass es wichtig ist
zu mir zu halten
und mich anzunehmen
auch und gerade dann
wenn ich mich absolut nicht leiden kann.
Ich glaube
dass ich andere
nur in dem Maße
und in der Weise liebe
wie ich mich selber lieben kann.
Ich glaube
dass mir niemand zu geben vermag
was ich mir selbst verweigere,
ich vertraue darauf dass es mir hilft
Anderen zu glauben
wenn sie am mich glauben.
Und ich weiß
dass ich es zutiefst wert bin

von mir selbst
angenommen
respektiert
und geliebt zu werden!

Beispiel 3: Frau G., 57 Jahre

Mit Frau G. kam ich in Kontakt über ihren Sohn, weil seine Eltern wegen dessen Problemen in der Schule mit sozialen Kontakten, Mobbinggefühlen und einem Verlorensein mitten unter Gleichaltrigen einen familientherapeutischen Termin bei mir machten.

Die Familie hatte an verschiedenen Orten in Europa gelebt und sich dann entschieden, ein Haus zu bauen und »sesshaft« zu werden. Im Verlauf der familientherapeutischen Kontakte zeichnete sich eine ähnliche Problematik bei den Erwachsenen ab: Sie hatten ein Gefühl von Heimatlosigkeit und wenig Zugehörigkeitserleben auf ihren Arbeitsstellen und im privaten Leben. Die Familie kompensierte dieses fehlende »Außen« mit einem starken Zusammenhalt nach innen. Sie waren und sind auf eine sehr schöne Weise miteinander verbunden, schauten aufeinander, unterstützten sich gegenseitig und verzweifelten doch an den immer wiederkehrenden Stress- und Ausgrenzungserfahrungen.

Im Zuge dieser Erkenntnisse und der Fragen an die Eltern, was ihnen in der Arbeit und bei Kontaktversuchen in der Umgebung immer wieder passierte, schälte sich bei beiden Elternteilen eine Entwicklungsgeschichte heraus, die wenig Geborgenheitserfahrungen mit sich brachte. Frau G. war im Alter von sieben Jahren mit ihrer Familie, einem chilenischen Vater und einer deutschen Mutter, von Chile nach Deutschland geflüchtet. Vorher war ihr Leben als Kind aber auch alles andere als geborgen. Die Eltern arbeiteten viel, es gab Gewalt des Vaters gegenüber dem älteren Bruder, die dieser an der kleinen und offenbar recht selbstbewussten jüngsten Schwester abreagierte. Einen Schutz vor den Übergriffen des Bruders hatte Frau G. nie erfahren, sondern gelernt, sich rechtzeitig zu verstecken oder laut zu schreien. Und auch sie konnte sich gegenüber sexuellen Übergriffen eines Bekannten, der die Kinder betreuen sollte, nicht wehren. Ihre emotionale Ressource war ihre ältere Schwester, die aber eher angepasst und in »Habachtstellung« war und auf sich selbst aufpassen musste. Auch sie hatte keine Möglichkeit, die Jüngere zu beschützen, was unter Geschwistern auch nicht gegenseitige Aufgabe ist. Diese drei Kinder lebten offensichtlich mit der Gewalt und der Bindungsvermeidung, die die Eltern weitertrugen. Deren nicht offensichtliches Lebensleid hatte sich in die Lebensspuren der Kinder übertragen und wurde untereinander ausgelebt, weil die Eltern emotional nicht zur Verfügung standen.

Frau G. ging also bereits mit einem verunsicherten Lebensgefühl in das fremde Land, das eigentlich die Heimat ihrer Mutter war. Ihr Vater wollte nach Deutschland, während ihre Mutter gern in Chile geblieben wäre. Beide Eltern waren weder in Chile noch in Deutschland in einem Wohlfühl-Zuhause angekommen, was eine lebenslange Unzufriedenheit und möglicherweise eine vererbte Sehnsucht nach einem gefühlten Zuhause mit sich brachte. Dies könnte eine Quelle dafür sein, sich überall nicht richtig zu fühlen. Das Gefühl, ausgeliefert und ungeborgen zu sein, hat Frau G. mit sich genommen. Es arbeitete unbewusst.

Frau G. hat trotz der emotionalen Erstarrung, die zu Hause herrschte, einen glänzenden Schulabschluss und ihre Sprachbegabung zum Beruf gemacht, interessanterweise nicht die spanische Muttersprache, sondern sie hat Französisch für das Lehramt studiert und begonnen, als Lehrerin an verschiedenen Stellen zu arbeiten. Dort begannen die Schwierigkeiten mit Kolleg:innen und Leitungen, die ihren Arbeitsplatz, den sie mit Leben und Freude für die Kinder füllen wollte, zu einem Ort des Misstrauens, des Nicht-gesehen-Werdens, der Ausgrenzung und des Verlorenseins für sie machten. Frau G. stand anders als anderen Menschen mit Entwicklungstraumatisierung glücklicherweise ihre Wut zur Verfügung, sodass sie sich mit guter Abgrenzungsenergie aus diesen reinszenierenden Systemen wieder verabschiedete und neue Arbeitsplätze an Schulen suchte. Dabei litt sie immer wieder unter dem Umgang im Kolleg:innenkreis und im Kontakt mit der Leitung, nicht aber in der Arbeit mit den Kindern und Jugendlichen. Diese eigentliche Arbeit als Lehrerin vermittelte ihr ein Erleben, am richtigen Platz zu sein und Kindern und Jugendlichen, zuletzt an einer Brennpunktschule, etwas geben zu können.

Diese Verbundenheit mit dem eigenen Tun und die Atmosphäre im Kollegium aktivierten offenbar alte Erfahrungen, die viele Kinder aus nicht unterstützenden Elternhäusern beschreiben: das Gefühl, alles zu geben und das System mit Kräften zu unterstützen und dabei aus dem »Erwachsenenkreis« abgewehrt, infrage gestellt und ohne Dank überfordert zu werden.

Durch unsere gemeinsame Arbeit ist Frau G. ihren alten Kinder-Lebensgefühlen immer nähergekommen, bis sie bei dem beruflichen Auftrag, eine konzeptionelle Veränderung an ihrer Schule zu gestalten, das Gefühl hatte, auf Bahngleisen zu stehen und jederzeit vom Zug überrollt werden zu können. Dann brauchte es nur noch eine weitere Eskalation mit einem unfreundlichen Hausmeister, der in seiner Ansprache etwas sehr Bedrohliches triggerte, und sie dekompensierte in Angst, Verzweiflung und mit massiven körperlichen Symptomen. Sie verließ die Schule und arbeitet seitdem an der Thematik der sicheren Orte und des rechtzeitigen Selbstschutzes auch an ihrem neuen Arbeitsplatz.

Die Erkenntnis, dass in einem Prozess, der Geborgenheitserleben und Wohlfühlen zum Ziel hat, zunächst auch das alte Schreckliche mit aktiviert wird, hat sich hier wieder bestätigt. Die

Schlussfolgerung ist, dass das innere System beides in einem gemeinsamen Prozess tut: die behutsame Integration von altem, schwerem Erleben *durch* die Imagination von Geborgenheit schenkenden Orten und inneren Helferwesen.

Die Arbeit an der Geborgenheit mit der Integration von noch verletzten und unbeschützten Anteilen, die Frau G. für dieses Buch aufgeschrieben hat, ist eine Station nach drei Jahren intensiver innerer Arbeit. Die Unterscheidung, was alte Empfindungen sind und was sie als Erwachsene im Hier- und Jetzt erlebt und empfindet, ist inzwischen ein stabiles inneres Netzwerk geworden. So hat sie sich selbst innere Orte und Helfende zur Nachbeelterung zur Verfügung gestellt und übt dies jeden Tag mit dem Ergebnis, dass sich der Körper besser fühlt und in seinen Signalen frühzeitiger gehört und beantwortet wird, ein Erleben von Selbstbestimmung in Arbeits- und Familienbeziehungen gewachsen ist und sie mit Vorsicht und emotionaler Vor- und Nachbereitung an ihre neue Arbeitsstelle geht.

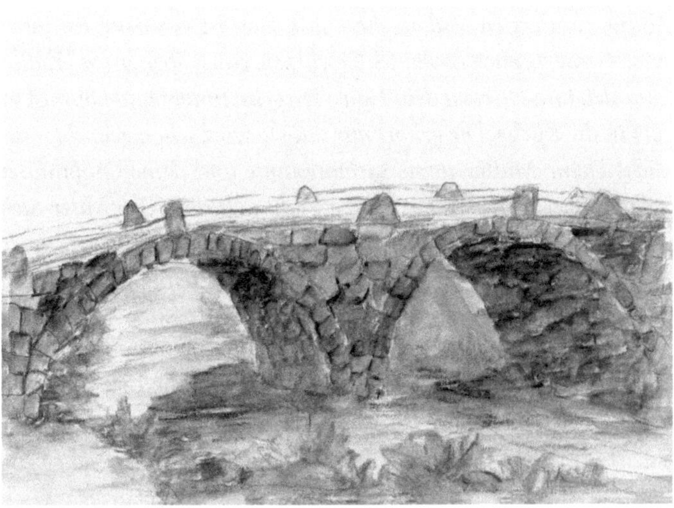

Abbildung 5: Die Brücke zur Geborgenheit (Frau G.)

Dokument 1 von Frau G.

Über die Brücke

Heute: Hannah, 57: *Reicht mir die Hand, ihr drei Hannahs – und alle anderen, die ich im Moment noch nicht sehe! Ich nehme euch mit! Ich kann das heute tun, habe Kraft, bin frei! Das Feuerwerk kann beginnen!*

Ich stehe vor dieser hässlichen Tür mit dem Guckloch. Komm du zuerst, du Zwölfjährige! Ich nehme deine Hand. Schau dich noch einmal um. Siehst du die kleine Wohnung, die Küche? Riechst du die Räume, diesen Siebzigerjahre-Muff? Siehst du diese hellen Steinfliesen, die klapprigen Stühle mit dem Plastikbezug, an dem man im Sommer immer kleben blieb? Raus da! Wir gehen! Tschüss Klappbett! Es gibt etwas Besseres! Musst da nicht mehr hin. Tür zu. Denk nicht mehr dran. Vorbei!

Schau, da ist eine hohe Brücke. Wir überqueren den Fluss über diese Brücke aus Stein. Sie ist gebogen, geht ganz hoch. Ganz oben auf der Brücke siehst und riechst du schon, was dich erwartet: eine wunderschöne Provence-Landschaft. Sie ist so, wie du sie nach dem Abitur zum ersten Mal gesehen hast. Hier ist es warm. Es duftet nach Gräsern, nach Lavendel, Gewürzen, guten Speisen und Kaffee. Und sieh hin: Da steht dein Haus: Du gehst hinein und kommst sofort in die Küche. Die gehört nur dir. Da wird schon gekocht – für dich! Deine Mutter, deine Lieblingstante und deine Großmutter stehen am Küchentisch. Auf dem Stuhl sitzt dein Großvater. Sich an seinem Gehstock haltend lächelt er dich an und gibt dir zu verstehen, dass du alles richtig machst. Du bist richtig so. Sie freuen sich, dass du endlich da bist. Sie haben auf dich gewartet. Sie fragen dich nach deiner Reise. Du hast dir Dampfnudeln gewünscht. Die gibt es auch. Warme, weiche Dampfnudeln. Du willst mitmachen und kochst Vanillesoße. Du rührst und rührst, gehörst dazu. Ihr lacht! Ihr seid zusammen. Ihr habt Spaß. Und es schmeckt so gut.

In der Küche ist es sehr gemütlich. Die rot-weiß karierte Tischdecke lädt ein. Tee steht bereit. Hier kannst du sitzen. So lange, wie du willst. Es gibt überall Fenster. Man sieht Rosenhecken, in der Ferne einen kleinen See. Nebenan ist dein Zimmer. Da steht ein Bett. Es ist groß, steht da schön an der Wand und die Bettwäsche ist blau-weiß kariert, die Decken ganz weich. Duftet nach frisch gewaschen. Hier kannst du richtig schlafen. Ruh dich aus! So oft und so lange, wie du willst. Schlaf einfach.

Es gibt ein Fenster neben dem Bett. Draußen hörst du die Grillen, das Summen der Bienen ... du riechst den Sommer, die Wärme. Es gibt auch einen Schreibtisch für dich. Hier kannst du schreiben, malen, deine Ideen kreativ umsetzen. Und wie du das alles so erlebst, fühlst du, wie dein innerer Kern mit den Beulen und dunklen Punkten ganz hell leuchtet und pulsiert. Er ist golden – Ich glaube, er wächst sogar ein bisschen.

Dein Tisch, dein Zimmer, deine Küche. Euer Tisch, euer Zimmer, eure Küche. Unser Tisch, unser Zimmer, unsere Küche. – Ich bin nebenan. Habe mir neben Zimmer und Küche ein Atelier eingerichtet. Ich bin 57 und bleibe da, denn ich passe auf euch auf. Ihr seid auf der guten Seite der Brücke.

Hier bleiben wir alle. Von hier aus können wir überall hingehen und zurückkehren. Die Welt steht uns offen.

Beispiel 4: Frau K., 25 Jahre

Frau K. kenne ich, seit sie 18 Jahre alt war. Ich hatte zuvor mit ihrer Mutter gearbeitet, die wegen des schwierigen Kontakts zu ihrer Tochter in die Praxis kam. Im Rahmen der Arbeit mit ihrer Mutter wurden einige wenige Familientherapiesitzungen organisiert, in denen ich Frau K. kennenlernte. Sie und ihre Eltern waren davon überzeugt, dass mit ihr etwas nicht stimme, weil sie für die Eltern von Geburt an nicht händelbar war. Im Alter von 13 Jahren gaben die Eltern auf und Frau K. lebte in mehreren Jugendhilfeeinrichtungen, durchlief die Kinder- und Jugendpsychiatrien, bekam einen ganzen Stapel an psychiatrischen Diagnosen und machte unzählige Anläufe in ambulante Therapien. Auch eine Obdachlosigkeitserfahrung ist ihr nicht erspart geblieben, weil die letzte Klinik, in der sie auf Unterstützung hoffte, sie mit ihrem 18. Geburtstag als unbehandelbar von einer Sozialarbeiterin begleitet in die Obdachlosigkeit entließ.

Wir näherten uns einander langsam an. Frau K. war sehr misstrauisch, fragil, dünnhäutig, erschöpft, latent suizidal und unglaublich wütend. Sie wohnte inzwischen in einem Haus ihrer Großeltern, zu denen das Verhältnis auch denkbar schlecht war, da die Familienüberzeugung, dass Frau K. diejenige mit den Problemen, Störungen und psychischen Erkrankungen sei, auch von den Großeltern getragen wurde. Dennoch versuchten sie, sie ein wenig zu unterstützen, indem sie sie in einer Wohnung in einem Haus, das tagsüber als Büro genutzt wurde, gegen Miete wohnen ließen.

Im Rahmen der Arbeit kämpften wir beide darum, dass sie lernte, sich mit anderen Augen wahrzunehmen, ihre Kraft und Energie zu würdigen und sich für sich einzusetzen. Es war ein Ringen mit Dissoziationen, in denen sie davonlief, auch ich mitunter die Fassung verlor und wir uns immer mal wieder kurzzeitig wütend gegenüberstanden, sie aber doch Stück für Stück erreichbarer wurde. Es war sehr berührend zu sehen, wie das sich entwickelnde Vertrauen in sich selbst, dass sie ein wichtiger und wertvoller Mensch ist, auch das Vertrauen in unsere Arbeit und später auch in mich wachsen ließ.

So konnten wir nach ungefähr zwei Jahren Arbeit mit Trancegeschichten an ihrer Entspannungsfähigkeit arbeiten. In diesem Zeitraum begegnete sie ihren Eltern wieder, bei denen sie sich im Hinblick auf ihre Wutausbrüche sehr zurücknahm, was bedeutete, dass sie gelernt hatte, ihre Angst, die sich in diesen Eruptionen zeigte, zu steuern. Trotzdem war sie sozial sehr ängstlich und vermied den Kontakt mit Menschen. Sie litt im Bus und in der Straßenbahn, sodass ich sie auch zu Hause besuchte, was gleichzeitig in ihr eine Angst vor Abhängigkeit erzeugte, sodass sie dann wieder lieber in die Praxis kam. Und sie kämpfte um sich, indem sie trotz der Angst und des Ekels vor Menschen vor die Tür ging, einkaufte und sich von Zeit zu Zeit mit einem Freund traf. Um das alles irgendwie zu überleben, kiffte sie viel, trank aber keinen Alkohol und nahm weder Psychopharmaka noch andere Drogen. Im weiteren Prozess mit behutsamen Versuchen, Geborgenheit zu lernen, kamen viele leidvoll erlebte Geschichten ans Licht.

Ungefähr ein Jahr lang hatten die Eltern die Therapie bezahlt, nach etwa einem Jahr hörten sie damit auf und gaben die Finanzierung in die Hände ihrer Tochter, die weit davon entfernt war, die finanziellen Ressourcen für eine solche Therapie zu haben. Wir haben trotzdem weitergearbeitet; Frau K. hat mir auf berührende Weise das gegeben, was sie konnte, und dennoch immer ein schlechtes Gewissen gehabt. Ich selbst hatte entschieden, dass ich nicht die Nächste sein wollte, die sie im Stich lässt, und es daher für mich als Ehrenamt mit kleiner Aufwandsentschädigung eingeordnet.

Das Finden eines Geborgenheitsortes hat nach und nach etwas Ruhe und Frieden in ihr System gebracht. Vielleicht auch die Tatsache, dass ich von Anfang an sie geglaubt habe und wir immer wieder einen Weg gefunden haben, weiterzuarbeiten. Ich habe in der Arbeit mit Frau K. viel gelernt und freue mich, dass sie ihren Geborgenheitsort in einem eigenen Text für dieses Buch zur Verfügung gestellt hat.

Es kommt mir vor wie ein Wunder, aber heute lebt sie ein anderes Leben, wie sie freudig beschreibt. Sie ist fröhlich, hat Freunde und Freundinnen und ist schon vor einiger Zeit in eine andere Wohnung gezogen. Auch die Eltern haben offenbar einen Prozess durchgemacht, da sie auf eine neue Weise mit ihrer Tochter in Beziehung sind, sich um Verständnis bemühen und, so gut es für sie geht, Verantwortung für ihre Entscheidungen hinsichtlich ihrer Tochter übernommen haben. Frau K. kommt nicht mehr in die Therapie, sondern sucht sich bei Bedarf andere Helfende, die sie in Krisen unterstützen.

Dokument 1 von Frau K.

Mein Geborgenheitsort

Schon sehr früh in unserer Arbeit hat Katharina mit mir Entspannungsübungen gemacht, die ich anfangs eher schlecht als recht aufnahm, da ich nicht immer bereit war und es nicht so gut aushalten konnte, in mir zu ruhen und mich und meinen Körper zu spüren.

Ich empfand es manchmal als anstrengend, mich selbst in diesem Ausmaß wahrzunehmen, doch wenn ich es mal konnte, klappte es immer unheimlich gut. Also wie vieles zu dieser Zeit in meinem Leben: Ganz oder gar nicht, extrem gut oder extrem schlecht, weiß oder schwarz … es gab wenig Grauzonen.

Doch es gelang mir immer besser und besser, und irgendwann kam der Vorschlag, mit mir an einen Geborgenheitsort zu reisen, was von mir eher wie eine Fantasiereise aufgegriffen wurde und wovon ich sehr begeistert war, da ich solche schon des Öfteren gemacht habe und es mir gut gelingt, mich darauf einzulassen und direkt Bilder in meinem Kopf erschaffen werden.

Und so kam es auch. Ich hatte sofort sehr klare Bilder in meinem Kopf, ohne darüber nachzudenken. Die Bilder tauchten einfach auf und ich brachte mich selbst mit Anleitung direkt an einen wunderschönen Ort.

Ich habe mich allein in einem Waldstück wiedergefunden. Ich saß auf einem Teppich aus Moos und vor einem schimmernden See unter einer großen Trauerweide. Alles um mich herum war leuchtend grün und still. Keine Menschen, nur die Tiere, die Bäume und Pflanzen, das Wasser und ich.

Ich fühlte mich direkt geborgen und frei von allen schlechten Gefühlen und Gedanken, ruhig und als könnte mir hier niemals etwas passieren. Ich sah Rehe, verschiedene Vögel. Hörte das Vogelzwitschern und den Wind, wie er durch die Bäume wehte.

Damals lag neben mir noch ein Joint, den ich heute aber nicht mehr brauche, da ich immer mehr lerne, meine Gefühle zu akzeptieren, zu verstehen und zu regulieren. Doch damals war er noch unverzichtbar für mich und so lag er immer griffbereit neben mir sowie ein MP3-Player, um bei Bedarf Musik zu hören, denn Musik bedeutet mir sehr viel. Da saß ich nun, schaute auf den See, sah mich selbst von oben, wie ich unter der Trauerweide saß und einfach nur glücklich und erleichtert war.

Als ich diese Situation für mich selbst später noch einmal reflektierte, bemerkte ich, dass ich mit den Gedanken zwar in der Natur, aber nicht physisch in der Natur, sondern in einem Praxiszimmer saß, an meinem Geborgenheitsort allein war, ohne jegliche Menschen und eigentlich nichts brauchte außer mich selbst.

Ich habe im Außen nach Glück gesucht und mich damit abhängig gemacht. Doch der einzige Ort, wo ich wahres Glück finden kann, ist in mir selbst. Denn alles im Außen ist vergänglich. Das Einzige, was eine immer bestehende Konstante in unserem Leben ist, sind wir selbst und wir haben zu jeder Zeit Einfluss darauf, egal wie schwer die Situation gerade erscheinen mag.

So viel Leid und Katastrophengedanken, die ich mir zusätzlich in meinem Kopf geschaffen hatte, können durch solche schönen Gedanken ersetzt werden, und dem Gehirn ist es egal, ob du es wirklich erlebst oder es sich in deinem Kopf abspielt. Das Gefühl ist nahezu dasselbe.

Und so versuchte ich so oft zu diesem Ort zurückzureisen, wie ich konnte. Ob in schwierigen Situationen oder einfach so. Anfangs fiel es mir noch schwer, weil mich meine negativen Gefühle und Gedanken oft wie eine Lawine erfassten und einfach verschluckten und ich keinen Weg herausfand.

Doch die Arbeit mit Katharina hat mir immer deutlicher gezeigt, dass ich ein wertvoller, liebenswerter und vor allem ein schuldfreier Mensch bin, mit sehr viel Potenzial. Dass ich nicht schuld an dem bin, was mir passiert ist und was mir mein ganzes Leben über eingeredet wurde, und ich habe angefangen, mein Familiensystem und die Aufgabe jedes Einzelnen dieses Systems zu verstehen, und das war der Schlüssel für mich für die Selbstliebe.

Ich habe es geschafft, mich von dem, was meine Familie versucht und jahrelang geschafft hat, mir aufzudrücken, abzukapseln, und das wortwörtlich. Ich habe mehrfach, seitdem ich 17 war, den Kontakt zu meiner Familie abgebrochen. Und das gleich jedes Mal zwischen einem und anderthalb Jahren. Das war die beste Entscheidung, die ich in Bezug auf meine Familie überhaupt treffen konnte. Ich habe die Menschen die Menschen sein lassen und mich nicht mehr zur Verfügung gestellt für das Ablenken von und Ausleben ihrer eigenen Traumata an mir, und das ist wirklich etwas, was ich jedem, der unter seiner Familie leidet, von Herzen raten und wünschen würde. Dass er es schafft, sich von der Familie, wenn es auch nur für eine Zeit ist, zu lösen, wenn sie meist nur schlechte Gefühle bei einem auslösen. Einfach Nein zu sagen. Einfach zu gehen. Denn auch, wenn man jung ist und denkt, man schafft es nicht ohne die Eltern, man »braucht« sie, dann kann ich nur sagen: Man schafft es! Es gibt immer Wege, es gibt immer Menschen, die bereit sind, einem bei den verschiedensten Dingen zu helfen, die Türen öffnen und Hände reichen.

Alles ist besser, als sich von der eigenen Familie physisch und psychisch zerstören zu lassen, denn auch die vielleicht banal klingende seelische Verletzung kann später zu einem großen Defizit führen und sogar zu ernsthaften physischen Erkrankungen, denn auch diese haben ihren Ursprung meist in der Psyche.

Denn auch wenn die Familie das ist, was einen stärken und den Weg ins Erwachsenenleben erleichtern und ermöglichen soll, einen bedingungslos lieben, unterstützen und für einen da sein sollte, egal wie wenig Verständnis sie für den Weg oder die Entscheidungen, Geschmäcker und Wünsche der Kinder haben, sind es doch oft die Menschen, die am meisten Leid über einen bringen können, und niemand darf die Kraft der Erfahrungen und Ereignisse unterschätzen, die man im prägenden Kindes- und Jugendalter macht.

Man soll sich so entwickeln, wie man es selbst für richtig hält, ohne darauf Rücksicht zu nehmen und zu hoffen, dass die Eltern damit einverstanden und stolz darauf sind, denn das sollten sie bedingungslos, und wenn sie das nicht sind, dann kann man sich auf den Kopf stellen, dann werden sie es auch nie sein.

Beispiel 5: Herr M., 32 Jahre

Die Begegnung mit Herrn M. im Rahmen eines Erstgesprächs in meiner Praxis hat mich vom ersten Moment an anders gefordert als alle bisherigen Begleitungsprozesse mit Menschen, die wegen eines aktivierten Traumaerlebens zu mir kommen. Er ist Physiotherapeut und lebt viele Monate im Jahr mit seiner Familie in Portugal, am liebsten im Campingbus. Daher haben wir bisher nur wenige »analoge« Kontakte gehabt, sondern überwiegend über eine Plattform im digitalen Setting gearbeitet. Wie intensiv diese Arbeit sein kann, obwohl es sensorisch nur eine digitale Verbindung gibt, hat mich mein altes Misstrauen gegenüber digitalen Formaten überwinden lassen.

Herr M. ist im Hineinwachsen in seine Vaterrolle für den jetzt vierjährigen Sohn mit verdrängten Traumaanteilen konfrontiert worden, die fragmentierte Erinnerungen an schwere Inzesterfahrungen aktiviert haben. Diese zerlegten Erinnerungen finden bei Herrn M. über starke und irritierende Körpererfahrungen statt, die wir von Beginn an als wichtige Informationen des klugen Körpers interpretiert haben.

Das Vorgehen ist in verschiedenen Sitzungen so gestaltet worden, dass die Körperinformationen mit inneren unterstützenden

Bildern zum Finden von Sicherheit und Beschütztsein verbunden werden. Herr M. hat die Arbeit mit Ego-States sofort nutzen können und den kleinen missbrauchten Ich-Anteil schon vielfach mit einem Geborgenheit gebenden und steuernden State verknüpft. So hat er für dieses Buch sein Erleben des nachträglichen Beschützens von Anteilen, die sich emotional und unbewusst noch im Trauma befanden, aufgeschrieben. Wie deutlich seine Geborgenheitsarbeit auch eine körperliche ist, kommt aus meiner Sicht dabei sehr gut zum Ausdruck.

Der Prozess mit Herrn M. ist schon weit gekommen. Er hat, ohne sich dessen bewusst zu sein, vieles in seinem Leben in eine andere Richtung entwickelt als in den Erfahrungen als Kind. Es gibt unglaublich viele Ressourcen und Resilienzmöglichkeiten, die wir in jeder Begleitungsrunde weiter betrachten und aktivieren können. Derzeit wird deutlich, aus welchem schweigenden und erstarrten Familiensystem er kommt und wie er trotz Sucht, Depression und ungelebter Trauer auf der mütterlichen Seite und Sucht und Missbrauch auf der väterlichen Seite gelernt hat, sein eigenes Leben zu entwickeln, warmherzig und unterstützend zu sein, eine liebevolle Beziehung zu leben und seinem Sohn ein geborgenes Zuhause an verschiedenen Stellen der Welt zu geben.

Dokument 1 von Herrn M.

Der Kleine

Während einer Sitzung kamen wir auf das Thema »finanzielle Hilfe von außen« und diese Hilfe anzunehmen. Das Thema Finanzen ist für mich von großer Bedeutung, da ich als eines von zwei Nach-Wende-Kindern eines sporadisch arbeitenden Tontechnikers und einer Kindergärtnerin, die ab meinem zehnten Lebensjahr Alleinerziehende werden sollte, aufgewachsen bin. Wir besprachen eine Situation, in der ich eine tiefgehende Ablehnung verspürte, eine Finanzspritze von meiner Schwiegermutter anzunehmen, in einer Situation, in der die Konten von mir und meiner Frau rote Zahlen anzeigten und wir Gefahr liefen, nicht mehr für unseren Sohn sorgen zu können.

Die Therapeutin nannte diese Hilfe eine »nachelterliche Zuwendung«, was meine Ablehnung immens verstärkte. Angeleitet begann ich, in meinen Körper zu spüren. Nachdem ich in meiner Ausgangsposition zunächst eine stabile Haltung eingenommen hatte, indem ich meine Füße fest und flächig auf den Boden stellte und meinen Oberkörper aufrichtete, nahm ich zuerst drei tiefe Atemzüge.

Es kam das Bild einer Mauer vor meinem Oberkörper auf, die mir das Einatmen erschwerte und eine Art Beklemmung auslöste, die mir unangenehm, aber bekannt war. Wir begannen, mit diesem Bild zu arbeiten. Diese Mauer war sehr dünn, aber unbeschreiblich hoch. Meine Rippen fühlten sich fest und unbeweglich an. Am unteren Rand der Mauer sah ich eine Grotte, umrandet von massivem Felsgestein. Alles war in grauen, kalten Farben und von einer klirrenden Kälte gezeichnet.

Die Therapeutin bat mich, »Klein Simon« (Name geändert) auf dieser Mauer Platz nehmen zu lassen. Gleichzeitig verbreiterten wir die Mauer zunächst so, dass »Klein Simon« einen festen Sitz hatte, und wir positionierten eine stabile Leiter an der Mauer. Diese Leiter sollte sichtbar machen, wie »Klein Simon« hinaufgekommen war, und die Möglichkeit schaffen, sicher wieder abzusteigen.

Auf die Frage, was der kleine Simon auf der Mauer machte, sah ich ihn, mit den Beinen pendelnd, sanft mit den Fersen an die Mauer treten. In diesem Moment spürte ich plötzlich ein intensives Druckgefühl über beiden Ohren, und auf meinem linken Ohr begann ein Tinnitus, ein ständiger Begleiter in Stresssituationen, sich sehr laut zu verselbstständigen.

Der kleine Simon warf mittlerweile Bruchstücke von der Mauer, auf der er saß, in die Grotte. Das Fallen sah ich in Zeit-

lupe, und ein finales Aufprallgeräusch blieb aus. Ich konnte hören, wie die Steine an den Seitenrand der Grotte schlugen, doch fielen sie immer weiter. Das Echo der prallenden Steine vervielfältigte sich zu einem lauten, unangenehmen Trommeln, das ich als Lärm wahrnahm. Es war, als würde der lärmende, kalte Schlund unterhalb der Mauer nicht enden wollen.

Ich konnte wahrnehmen, wie ein Sog vom Beckenboden nach unten ausgelöst wurde und einen Unterdruck auf meine Bauchorgane verursachte. Es fühlte sich extrem unangenehm an und ich konnte eine beginnende Übelkeit wahrnehmen, die sekündlich intensiver wurde.

Die Therapeutin schlug vor, Helfer in das Bild zu bringen. Ich hatte einen ersten Impuls und sah kleine Wesen, die ich offensichtlich aus einer Inspiration aus »Pettersson und Findus« und »Ronja Räubertochter« erschuf. Kleine Wichte trugen eine überdimensionale Fernbedienung mit nur einer großen, roten Taste aus einem Busch neben der Grotte. Ich war mir nicht sicher, ob ich diese Taste drücken sollte oder ihr misstraute.

Die Therapeutin erinnerte mich in diesem Moment daran, dass diese kleinen Helfer aus meiner Imagination von mir in dem Bild integriert wurden, um mir und damit »Klein Simon« zu helfen. Ich stellte schnell fest, dass »Klein Simon« den Folgen der Taste misstraute und sie unmöglich drücken konnte. Beim Versuch, dies zu tun, versteinerte er und war bewegungsunfähig. Die Therapeutin fragte mich, ob ich mit meinem erwachsenen Bewusstsein stattdessen eingreifen und die Taste für »Klein Simon« auslösen könnte, was ich zugleich tat. Die kleinen Wichtelwesen aus meiner Fantasie trugen nun ein großes, äußerst stabiles Stahlgitter, legten es über die Grotte und sicherten damit die endlose Tiefe.

In meinem Bild begann »Klein Simon« dennoch, Steine gezielt durch die Maschen des Gitters zu werfen, als die Therapeutin mich fragte, ob sie mir einen Vorschlag machen könne. Sie schlug vor, dass der kleine Simon mithilfe eines weiteren Helfers von der Mauer herunterkommen könnte. Ich sah plötzlich einen übergroßen Storch, der mit »Klein Simon« auf seinem Rücken sanft hinabglitt und ihn ebenerdig zu Boden ließ.

Die Therapeutin bat mich, »Klein Simon« sich an die Wand stellen zu lassen, und ich spürte ein sehr schnell einsetzendes Zittern in meinen Knien. Sie bat mich, die Übung real auszuführen, was mir beinahe nicht gelang. Meine Knie lösten eine Instabilität aus, die mir als sportenthusiastischem Physiotherapeuten unbekannt war. Diese Instabilität löste ich auf, indem ich tat, was die Therapeutin vorschlug: Sie bat mich, auf einem Bein zu stehen. Das Zittern verschwand sofort. Ich spürte, wie die Wand in meinem Rücken mir Halt und Sicherheit schenkte.

In meinem Bild hob »Klein Simon« plötzlich den Kopf und schaute nach vorn. Er sah nun eine grüne, saftige Wiese, über die ein leichter, warmer Sommerwind bis hin zu den kräftigen, alten Bäumen hinter der Wiese wehte. Das Licht war warm und wirkte wie ein Sonnenaufgang. Ich fühlte mich zu der Sicherheit und Ruhe, die dieser Wald ausstrahlte, hingezogen. Wir versuchten, den Kontrast zu der dunklen, kalten Grotte mithilfe einer Brücke zu überwinden, die ich in das Bild integrierte. Ich ließ den kleinen Simon über die Brücke gehen und begleitete ihn hinüber.

Jetzt plötzlich lösten sich Tinnitus im linken Ohr und Übelkeit im Bauchraum auf. Ich atmete und spürte eine Freiheit meiner Rippen wie lange nicht mehr zuvor.

Die Therapeutin schlug vor, Brückenwanderungen gezielt in meinen Alltag zu integrieren und dabei das Bild der überwundenen Grotte hin zur friedlichen Sommerwiese zu imaginieren, was ich seitdem immer wieder in meinen Alltag einbinde.

Nachhall

Ich bin sehr dankbar und berührt durch die Bereitschaft meiner Klient:innen, Sie als Lesende an ihren Schritten und Erfahrungen teilhaben zu lassen und dies für dieses Buch aufzuschreiben und zur Verfügung zu stellen. Nichtsdestotrotz müssen es nicht immer solche tiefgreifenden Wandlungsprozesse sein. Durch interessierte, wohlwollende Blicke von uns Helfenden und Begleitenden und neue Erfahrungen in Beziehungen (in unserem Fall in haupt- und ehrenamtlichen Arbeitsprozessen) können Sicherheits- und Geborgenheitsempfindungen ermöglicht werden. Darüber hat Hilde Domin (1987) in den nachfolgenden Versen geschrieben: Mein liebevoller Zugang zu mir selbst, meine Identität werden vernetzte Wirklichkeit in mir, wenn liebevolle Augen mich anschauen und ich mich gesehen fühle.

Dein Ort ist, wo Augen dich ansehen.
Wo sich Augen treffen,
entstehst du.

Von einem Ruf gehalten,
immer die gleiche Stimme,
es scheint nur eine zu geben,
mit der alle rufen.

Du fielest,
aber du fällst nicht.
Augen fangen dich auf.

Es gibt dich,
weil Augen dich wollen,
dich ansehen und sagen,
dass es dich gibt.

Hilde Domin

Danksagung

Ich danke Petra für ihre Ermutigung, dieses Buch in die Welt zu bringen, und dass sie mich dabei so intensiv begleitet und unterstützt hat.

Ich danke meinen Klient:innen, die ihre Erfahrungen verschriftlicht und bebildert haben.

Und ich danke Jan, dass er an mich glaubt.

Literatur

Ainsworth, M. D., Blehar, M. C., Waters, E., Wall, S. N. (1978). Patterns of attachment: A psychological study of a strange situation. New-Jersey: Lawrence Erlbaum.

Baer, U., Frick-Baer, G. (2015). Kriegserbe in der Seele. Was Kindern und Enkeln der Kriegsgeneration wirklich hilft. Weinheim: Beltz.

Baer, U., Frick-Baer, G. (2018). Das Wunder der Geborgenheit (3. Aufl.). Weinheim: Beltz.

Bohne, M. (2021). Psychotherapie und Coaching mit PEP. Prozess- und Embodimentfokussierte Psychologie in der Praxis. Heidelberg: Carl-Auer.

Bohne, M. (2022). Bitte klopfen. Anleitung zur emotionalen Selbsthilfe (8. Aufl.). Heidelberg: Carl-Auer.

Bowlby, J. (1975). Bindung. Eine Analyse der Mutter-Kind-Beziehung. München: Kindler.

Brisch, K. H. (Hrsg.) (2017). Bindungstraumatisierungen. Wenn Bindungspersonen zu Tätern werden. Stuttgart: Klett-Cotta.

Brzoska, M. (2023). Neuroplastizität. Wie sich das Gehirn neu strukturiert. Sendung Radio Wissen, Bayern 2, 29.10.2023. https://www.ardaudiothek.de/episode/radiowissen/neuroplastizitaet-wie-das-gehirn-sich-neu-strukturiert/bayern-2/88918258/ (27.03.2024).

Colich, N. L., Rose, M. L., William, E. S., McLaughlin, K. A. (2020). Biological aging in childhood and adolescence following experiences of threat and deprivation: A systematic review and meta-analysis. Psychological Bulletin, 146 (9), 712–764.

De Shazer, S. (2012). Der Dreh. Überraschende Wendungen und Lösungen in der Kurzzeittherapie (12. Aufl.). Heidelberg: Carl-Auer.

Dietrich, D. (2016). Ego-States und der freundschaftliche Selbstumgang. Systemische Therapie als Teil der Gesundheitsversorgung. Familiendynamik, 41 (1), 80–92.

Domin, H. (1987). Gesammelte Gedichte. Frankfurt a. M.: S. Fischer.

DWDS – Digitales Wörterbuch der deutschen Sprache. Das Wortauskunftssystem zur deutschen Sprache in Geschichte und Gegenwart, hrsg. von der

Berlin-Brandenburgischen Akademie der Wissenschaften. Lemma »Geborgenheit« https://www.dwds.de/wb/Geborgenheit (02.08.2024).

Erickson, M. https://hypnoseschulen-deutschland.de/lebensweisheiten/milton-erickson-zitate (10.08.2024).

Fischer, G., Riedesser, P. (2009). Lehrbuch der Psychotraumatologie (4. Aufl.). München: Reinhardt.

Frederick, C. (2007). Ausgewählte Themen zur Ego-State-Therapie. Hypnose-ZHH, 2 (1+2), 5–100. https://www.meg-stiftung.de/index.php/de/component/phocadownload/category/1-artikel?download=26:hypnose-zhh-0703-fredericks&Itemid=216 (27.03.2024).

Hargens, J. (2019). Bitte nicht helfen, es ist auch so schon schwer genug – (k)ein Selbsthilfebuch (11. Aufl.). Heidelberg: Carl-Auer.

Hebb, D. (1949). The organisation of behavior. A neuropsychological approach. New York: Wiley.

Höger, D., Stöbel-Richter, Y., Brähler, E.(2008). Reanalyse des Bielefelder Fragebogens zu Partnerschafterwartungen (BFPE). Psychotherapie, Psychosomatik, Medizinische Psychologie, 58, 284–294.

Huber, M. (2020). Trauma und die Folgen. Trauma und Traumabehandlung (6. Aufl.). Paderborn: Junfermann.

Hüther, G. (2015). Die Macht der inneren Bilder. Wie Visionen das Gehirn, den Menschen und die Welt verändern (9. Aufl.). Göttingen: Vandenhoeck & Ruprecht.

Hüther, G. (2018). Biologie der Angst. Wie aus Stress Gefühle werden (13. Aufl.). Göttingen: Vandenhoeck & Ruprecht.

Kachler, R. (2014). Hypnosystemische Trauerbegleitung. Ein Leitfaden für die Praxis (3. Aufl.). Heidelberg: Carl-Auer.

Kachler, R. (2018). Nachholendende Trauerarbeit. Hypnosystemische Beratung und Psychotherapie bei frühen Verlusten. Heidelberg: Carl-Auer.

Kachler, R. (2021). Traumatische Verluste. Hypnosystemische Beratung und Therapie von traumatisierten Trauernden. Heidelberg: Carl-Auer.

Kapfhammer, H.-P. (2022). Komorbidität von posttraumatischer Belastungsstörung und Sucht. Neuropsychiatrie, 36, 1–18. https://link.springer.com/article/10.1007/s40211-020-00384-4#Abs1 (27.03.2024).

Klinger-König, J. et al. (2024). Kindheitstraumata und somatische sowie psychische Erkrankungen im Erwachsenenalter. Ergebnisse der NAKO Gesundheitsstudie. Deutsches Ärzteblatt, 121 (1), S. 1–8.

Miller, L. (2022). Das erwachte Gehirn. Warum Spiritualität in uns allen angelegt ist. Der neurowissenschaftliche Beweis. München: Arkana. https://hypnoseschulen-deutschland.de/lebensweisheiten/milton-erickson-zitate/10.08.2023

Mogel, H. (2016). Der sicherste Weg ist, Geborgenheit aus uns selbst zu schöpfen. Birgit Weidt im Gespräch mit dem Psychologen Professor Dr. Hans

Mogel. Freie Psychotherapie, 2, S. 32–35. https://www.vfp.de/magazine/freie-psychotherapie/alle-ausgaben/heft-02-2016/der-sicherste-weg-ist-geborgenheit-aus-uns-selbst-zu-schoepfen.

Pfeiffer, A. (2022). Emotionale Erinnerung – Klopfen als Schlüssel für Lösungen. Neurowissenschaftliche Wirkhypothesen für Klopftechniken. Heidelberg: Carl-Auer.

Porges, S. W. (2010). Die Polyvagal-Theorie. Neurophysiologische Grundlagen der Therapie. Paderborn: Junfermann.

Randow-Ruddies, A. (2021). Verlust der alten Eltern. Begleitung von Trauerprozessen bei Erwachsenen. Göttingen: Vandenhoeck & Ruprecht.

Rechenberg-Winter, P. (2022). Menschen in existenziellen Krisen begleiten. Selbstbegegnung, Orientierung und Haltung. Göttingen: Vandenhoeck & Ruprecht.

Reddemann, L. (2007). Imagination als heilsame Kraft. Zur Behandlung von Traumafolgen mit ressourcenorientierten Verfahren (13. Aufl.). Stuttgart: Klett-Cotta.

Reddemann, L. (2008). Psychodynamisch Imaginative Traumatherapie: PITT – das Manual (5. Aufl.). Stuttgart: Klett-Cotta.

Reddemann, L. (2017). Kriegskinder und Kriegsenkel in der Psychotherapie. Folgen der NS-Zeit und des Zweiten Weltkriegs erkennen und bearbeiten. Eine Annäherung (4. Aufl.). Stuttgart: Klett-Cotta.

Saint-Exupéry, A. de (1993). Der kleine Prinz (47. Aufl.). Düsseldorf: Karl Rauch.

Satir, V. (1988). Meine vielen Gesichter: Wer bin ich wirklich? München: Kösel.

Schmidt, G. (2013). Einführung in hypnosystemische Therapie und Beratung (5. Aufl.). Heidelberg: Carl-Auer.

Tominski, K. (2022). Kindheitstraumata lassen Körper und Gehirn schneller altern. Sendung MDR Wissen, 2. Februar 2022. https://www.mdr.de/wissen/mensch-alltag/kindheitstrauma-laesst-koerper-und-gehirn-schneller-altern-100.html (27.03.2024).

Trost, A. (2018). Bindungswissen für die systemische Praxis. Ein Handbuch. Göttingen: Vandenhoeck & Ruprecht.

Van der Kolk, B. A. (2015). Verkörperter Schrecken. Traumaspuren in Gehirn, Geist und Körper und wie man sie heilen kann. Lichtenau: Probst.

Watkins, J. G., Watkins, H. H. (2019). Ego-States. Theorie und Therapie. Ein Handbuch (4. Aufl.). Heidelberg: Carl-Auer.

Wetter, R. (2022). Hypnosystemische Lebensberatung. Grundlagen und Impulse für die Praxis. Göttingen: Vandenhoeck & Ruprecht.